암은 무서운 것이 아니고
회복되더라

암은 무서운 것이 아니고 회복되더라

암이 있으면 반드시 치료법도 있다

약사 · 한약조제사 백순엽 · 김광남 편저
의료평론가 윤승천 감수

건강신문사

암은 무서운 것이 아니고 회복되더라

초 판 1쇄 | 2015년 01월 15일

편　자 | 약사 · 한약조제사 백순엽 · 김광남
감　수 | 의료평론가 윤승천
발행인 | 윤 예 제
발행처 | 건강신문사
등록번호 | 제 8-00181호

주소 | 서울특별시 은평구 가좌로 10길 26
전화 | 305-6077(대표)
팩스 | 305-1436
인터넷 건강신문 | www.kksm.co.kr / www.kkds.co.kr
ISBN 978- 89-6267-070-7 (03510)
정가　15,000원

＊잘못된 책은 바꾸어 드립니다.
　이 책에 대한 판권과 모든 저작권은 모두 건강신문사에 있습니다.
　허가없는 무단인용 및 복제 · 복사 · 카페 · 블로그 · 인터넷 게재를 금합니다.

| 감수의 글

병을 근본적으로 고치는 방법

　모든 자연건강법은 사실상 광의의 자연의학 또는 대체의학인데 30여년 전에는 현대의학으로부터 철저히 외면당했다.
　당시 물론 사이비 대체의학 관계자들 때문이기도 했지만 대체의학은 검증이 안된 민간요법으로 치부되면서 주류의학에서 밀려났다.
　식사와 생활습관만으로도 암, 간질환, 당뇨, 고혈압, 비만 등 현대의학에서 난치, 불치로 꼽는 중증 질병들을 고치고 예방한다고 하니 제도권 의료계 입장에서는 얼마나 황당했겠는가.
　그러나 30여년의 세월이 흐른 지금은 식사와 영양, 운동, 생활습관으로도 암이나 간질환, 당뇨, 고혈압을 고치고 예방한다는 사실은 많은 논문과 임상사례로 증명되고 확인됐다. 먹는 음식과 운동, 환경, 생활습관이 뼈와 근육, 세포는 물론 나쁜 유전인자까지도 바

꾼다는 사실도 확인했다. 그래서 지금은 오히려 현대의학에서도 보완대체의학이라는 이름으로 앞 다투어 수용하고 있는 실정이다.

  식사, 생활습관, 운동 또는 영양물질 등을 통한 면역력 증강과 신경계의 평형유지가 핵심 내용인데 21세기 접어들면서 이 인체의 면역력 강화를 통한 질병의 치료 및 예방법이 붐을 일으키고 있는 것이다.

  그러나 아직도 제도적 한계 때문에 우리나라의 대체의학에 대한 연구와 임상은 초보적 수준이다. 그러다보니 여전히 과학이나 의학으로 설명이 되지 않는 추론이 난무하고 있는 실정이다.

  면역요법으로 통칭되고 있는 이러한 대체의학은 우리나라의 경우 20~30년 전에는 비의료인들에 의해 주로 시술돼왔으나 지금은 의료환경의 변화에 따른 상업적 목적 때문이기도 하지만 제도권으로 흡수되면서 의사, 약사, 한의사 등 전문인들에 의해 널리 소개되고 있다. 이에 따라 개인 병의원이나 한의원은 말할 것도 없고 삼성서울병원, 현대아산중앙병원, 서울대병원, 고려대병원, 차병원 등 국내 유수의 대학병원에서도 본격적으로 도입, 임상에 활용하고 있는 실정이다. 국내 최고의 대학병원급 의료기관에서 웃음요법을 강의하고 식사요법을 설명하고 음식과 환경, 운동, 생활습관의 중요성을 비중있게 가르치고 있는 것이다.

  특히 인체의 자연치유력 강화를 통한 면역요법은 재생의학과 접목되면서 최첨단 암치료법의 하나로까지 등장했다.

이같은 면역요법의 논리는 어떤 중병이라도 치료의 주체는 인체의 자가면역력 즉 환자 자신이라는 것이다. 엄밀한 의미에서 치료의 주체는 환자 자신이 맞다. 수술이든, 화학적 약물치료든, 방사선치료든 어떤 첨단의술도 치료의 객체 즉 보조적일 뿐이다. 그러나 오늘날 의료현실은 그 반대의 상황이다. 의사, 의료기관의 방법과 의료제도에 철저히 따라야 한다. 치료의 주체와 객체가 뒤바뀐 것이다.

상업적 의료제도의 어쩔수 없는 한계이기도 하다.

이 책의 논리는 오늘날 상업적 의료제도 때문에 어쩔 수 없이 뒤바뀐 치료의 주체와 객체를 원래대로 돌려놓자는 주장이다.

실제로 자기스스로도 얼마든지 모든 병을 근본적으로 고치고 예방할 수 있기 때문에 치료의 주체는 환자 자신이어야 한다. 인체를 해부학적으로 살펴보면 이런 사실은 더욱 분명해진다. 병든 세포를 바꾸고 근육과 뼈를 튼튼하게 하고 장기의 기능을 활성화시키는 일은 스스로 해야한다. 음식과 운동, 좋은 생활환경을 통해 인체를 바꾸어야 병을 근본적으로 고칠 수가 있는데 그것을 의사나, 의료기관은 결코 해줄 수가 없다.

이 책의 내용은 현대의학과 과학으로 설명할 수 있다.

이런 점이 기존의 유사한 책들과 큰 차이점이다. 대체의학 관련 책들의 대부분이 황당무계하거나 추론적인데 반해 이 책의 내용은 의과학적으로 설명이 되고 있는 것이다.

흉선, 임파선이 인체의 중요한 면역시스템이라는 것과 장관에도 면역시스템이 있다는 것, 또한 골수, 백혈구 세포에 대한 구체적 설명은 이 책이 허무맹랑한 책이 아니라는 사실을 반증한다. 여러가지 실천방법들도 수십, 수백년의 세월을 거치면서 임상적, 의학적으로 확인된 방법들이다.

그럼에도 그 핵심 실천방법들은 사실상 간단하다. 식사, 영양, 운동, 휴식, 호흡, 웃음, 명상 등 누구나 일상생활을 통해 큰 어려움없이 실천할 수 있는 방법들이다.

이 책 내용에 따라 꾸준히 실천하면 웬만한 병들은 저절로 고쳐진다. 암도 경우에 따라 얼마든지 고칠 수 있다.

세포와 뼈와 피를 바꾸는, 즉 인체를 변하게 하여 모든 병을 근본적으로 고치게 하는 방법들이 소개돼 있기 때문이다. 먹는 음식과 운동, 생활환경에 따라 육체와 유전인자가 달라진다는 사실을 알게 되면 병을 근본적으로 고칠 수 있는 방법도 깨닫게 된다.

부분적으로 증상을 개선시키고 혹은 일시적으로 멎게 하는 대증요법이 아닌 질병을 근본적으로 고치는 방법이 이 책 내용의 핵심이다.

尹承天
의료평론가

| 책머리에

암은 무서운 것이 아니고 회복되더라

　오랫동안 약국을 경영하면서 많은 암환자들과 난치·불치병 환자들을 상담하다보니 암도 무서운 것만이 아니고 회복된다는 사실을 알게 됐다.

　우리 부부가 몇 십년 전에 간염, 간경화, 간암 등 간질환 환자들을 전문적으로 상담해주면서 굳은 간이 풀리고 간세포가 살아난다는 사실을 임상으로 확인하고 간세포가 살아난다는 주장을 했더니 아무도 믿지 않았었다.

　30여 년이 지난 지금은 간경화도 고칠 수 있고 간은 70% 정도까지 잘라내도 세포가 살아난다는 사실이 현대의학에 의해 입증됐다.

　이 책도 오랫동안 수많은 암환자들을 상담하면서 임상적으로 경험한 내용들이다.

　암이 무섭고 두려운 것만이 아니라는 것.

얼마든지 예방도 하고 고칠 수도 있다는 사실을 밝히고 싶을 뿐이다.

대부분의 암환자들은 절망하거나 무섭게 생각한다. 그런 환자들이 이 책을 통해 용감하게 암과 맞서 암을 떨쳐내기를 소망한다.

나쁜 유전인자를 버리고 세포와 뼈와 피를 건강하게 하면 암도 고칠 수 있다.

이 책 내용들은 여러 경로를 통해 이미 많이 알려져 있을 수도 있다. 민간요법, 자연건강법 또는 자연의학, 대체의학이라는 이름으로 소개돼 있을 것이다. 그러나 그런 내용들이 부분적이거나 때로는 너무 황당무계한 경우가 많아 비교적 현대의학으로 확인됐거나 논문 등으로 발표된 내용들을 일반인들이 쉽게 실천할 수 있도록 재정리했다.

이미 알고 있는 내용들이라도 자꾸 접하면서 생활화하여 실천하게 되면 어떤 중병도 무섭지가 않게 된다. 간혹 우리 부부를 통해 암을 극복한 환자들이 감사의 인사를 보내오거나 주위의 다른분들에게 소개해 주는 것을 볼때마다 많은 보람과 긍지를 느낀다.

이 책을 읽고 암환자들이 희망과 용기를 가질 수 있기를 간곡히 기도드린다.

2014년 12월

약사, 한약조제사 백순엽 · 김광남

| 차 례

감수의 글 병을 근본적으로 고치는 방법 _ 5
책머리에   암은 무서운 것이 아니고 회복되더라 _ 9

1부 현대의학의 암 치료법의 실체

1. 왜 음식과 생활습관이 중요한가	19
2. 현대의학의 암 치료법의 진실	30
3. 항암제의 정체	42
4. 일본의학계의 양심선언	48
5. 암을 고치고 예방하는 면역과 식생활 습관	58

2부 암을 고치는 면역과 면역요법

1. 암세포의 특성	69
2. 암치료 방법	82
3. 투병자세와 예방법	92
4. 면역과 면역요법이 왜 필요한가	98
5. 영양소가 암세포에 미치는 영향	101
6. 암 치료시 나타나는 신체 여러 증상에 대한 대처법	104

7. 암환자에 도움이 되는 식품들   110
8. 암 종류에 따라 도움이 되는 식품들   116
9. 암을 유발하는 음식   121
10. 암을 이기는 자연식단   123
11. 암을 이기는 항암 영양소   128
12. 암에 좋은 물   131
13. 암 치료를 위한 면역요법의 원조 막스거슨요법   136

3부 암을 근본적으로 고치는 인체의 면역

1. 위대한 자연치유력(Homeostasis)- 면역   153
2. 인체의 면역체계   155
    1) 면역세포   156
    2) 면역기구   158
3. 질병의 원인   159
    1) 과식과 운동부족   160
    2) 흡연, 지나친 음주   160
    3) 과로와 지나친 긴장   161
    4) 커피와 화학 가공식품   162
    5) 쌀밥(백미)   163
    6) 백설탕   164
    7) 화학조미료   165
    8) 흰 밀가루(표백소맥분)   166

  9) 정제염과 천일염   168

  10) 세균, 바이러스, 인체의 산성화   169

4. 현대의학의 한계와 문제점   172

  1) 현대의학이 이루어진 배경   172

  2) 현대의학의 한계와 문제점   176

5. 암을 근본적으로 고치는 원리   182

  1) 면역기능이 약해지면 병에 걸린다   182

  2) 몸에서 보내는 구조 신호들   184

  3) 인체의 면역 기능을 증강시키는 자연식   185

  4) 긴장하거나 분노하지 말라   188

  5) 긴장·분노의 감정은 만병의 원인   190

  6) 건강한 삶은 마음먹기 나름   191

6. 암을 고치는 생활면역강화법   193

  1) 육식을 적게 하고 채식을 많이 하라   193

  2) 자연의 당분을 많이 섭취하라   194

  3) 적게 먹으면서 오래 씹어라   195

  4) 번민하지 말고 숙면을 취하라   196

  5) 화를 내지 말고 많이 웃어라   197

  6) 욕심을 적게 가지고 많이 베풀어라   198

  7) 옷을 얇게 입고 목욕을 자주 하라   199

  8) 차를 적게 타고 많이 걸어라   200

  9) 흉선을 강화해라   202

  10) 장관(腸管)과 골수(骨髓)의 기능을 강화해라   205

4부 면역력을 높이는 생활습관 실천 방법

1. 자연   213
   1) 햇빛   213
   2) 물   216
2. 음식과 영양   219
   1) 인체는 섭취하는 음식물에 의해 유지되고 형성된다   219
   2) 피해야 할 음식들   221
   3) 균형 있는 자연식을 하기 위한 노력   222
3. 운동   224
   1) 걷기 운동   226
   2) 복부 운동의 중요성   227
   3) 운동의 효과   228
4. 호흡   231
   1) 가슴 호흡   231
   2) 횡경막 호흡   232
   3) 복식호흡(횡경막호흡)의 이점   233
   4) 복식호흡 실행법   234
5. 휴식   236
6. 잠   238
7. 웃음   244
8. 명상   247
   1) 무병, 장수를 위해 인간은 어떤 심리를 가져야 하는가?   247

    2) 생각하는 대로 되어진다   248

    3) 명상   249

5부 사람을 살리는 면역식

1. 완전한 식사, 면역식   255

2. 면역식의 효능   257

3. 왜 면역식이 좋은가   266

4. 명현현상   272

6부 면역식과 면역요법 치유사례

1. 암

    전립선암 4기, 방광암, 골수암 6개월만에 고치다   279

    갑상선암, 전신마비, 뇌종양, 위염 완치   283

    말기 간암이 완전 회복되다   284

    위암, 비만, 고혈압이 완치되고   286

    대장암, 늑막염, 치질 완치   287

    위암, 당뇨병이 회복되고   289

    위암 · 당뇨병 · 심장병 · 비염 · 치질을 고침 받고   291

2. 당뇨   294

    10년간 앓던 당뇨병 6달 복용에 뿌리가 빠져   294

    당뇨병도 고치고 간염항체도 생겨   297

    당뇨병, 협심증, 부정맥, 전립선 비대증 모두를 고치고   299

당뇨병도 고치고 목회활동도 하고　　　　　　　　　301
　　당뇨, 고혈압, 비만까지 완치 눈도 좋아지고 정력 회복　302
　　당뇨병, 7개월 만에 완치　　　　　　　　　　　　304
　　시력까지 앗아갈 뻔한 당뇨병, 10개월 만에 완치　　305
　　면역식으로 당뇨병과 간질환 모두 완치　　　　　　307
　　당뇨병에 합병증까지 100% 완치　　　　　　　　　309
3. 고혈압　　　　　　　　　　　　　　　　　　　　　311
　　중풍, 고혈압 30일만에 정상으로　　　　　　　　　311
　　극심한 기관지 천식, 고혈압, 성생활까지 좋아져　　312
4. 간질환　　　　　　　　　　　　　　　　　　　　　316
　　3개월 넘기지 못한다던 B형 간염, 간경화, 기미, 당뇨 완치　316
5. 비만　　　　　　　　　　　　　　　　　　　　　　319
　　비만과 지독한 변비에서 해방　　　　　　　　　　319
　　다이어트, 기적 같은 성공, 3개월 만에 14kg 빠졌다　321
6. 기타　　　　　　　　　　　　　　　　　　　　　　323
　　기억력과 집중력 높아져 학교 성적 월등히 향상　　323
　　면역식은 내가 먹고 임신은 아내가 하고　　　　　325
　　위궤양, 식도염, 대장염, 변비 3개월 만에 호전　　327
　　질병예방 효과 탁월한 면역식 150개 나라 동료 선교사들
　　에게 권한다　　　　　　　　　　　　　　　　　　328
　　당뇨병, 허리통증, C형 간염 완치　　　　　　　　　330

1부

현대의학의 암 치료법의 실체

1. 왜 음식과 생활습관이 중요한가

1) 병은 잘못된 식·생활습관에서 온다.

　우리가 먹는 음식물에는 방부제, 농약, 제초제가 묻어 있지 않은 것이 거의 없다. 냉장고에 들어 있는 각종 인스턴트, 가공식품 속에는 수백 가지의 인공 첨가물이 허용치라는 이름으로 들어 있다. 이와 같이 눈에 보이지 않는 화학물질이 몸에 들어 가서 병을 만들고 건강을 해치고 있다는 것을 알아야 한다. 윈드 박사는 "암의 90% 이상의 발생 원인이 화학물질이다"라고 말했다
　교통사고로 인한 부상이나 사고 등으로 수술을 해야 하는 병을 제외하고 나머지 대부분의 현대병인 암, 간질환, 당뇨병, 고혈압, 관절염 등 난·불치병은 잘못된 식생활이 그 원인이다. 때문에 우리가 모르고 먹는 음식에서 여러 가지 건강상의 문제가 생기고 있

음을 눈 여겨 보아야 한다. 또 요즘은 관행적으로 농약, 제초제를 사용하므로써 땅은 병이 들대로 들어 있고 그 땅에서 자란 농산물은 농약을 먹지 않고는 자랄 수가 없게 되었으니 안타까운 일이 아닐 수 없다.

현대의학이 이렇게 발달하여도 불·난치병은 주체할 수 없을 정도로 많아지고 병으로 죽어가는 사람들이 날로 늘어만 가는 현실이다.

세계적으로 유명한 의사인 윌리암 A. 레인경은 미국의 존스 홉킨스 의과 대학에서 다음과 같은 내용의 강연을 하였다.

"나는 절대 암에 걸려 죽지 않는다. 그 이유는 내 몸에 암이 생기지 못 하도록 철저히 예방하고 있기 때문이다. 암은 우리가 먹는 음식에서 나오는 독성으로 생긴다. 그렇기 때문에 우리가 할 일은 싱싱한 과일과 야채를 먹고 똑바로 식·생활을 하는 것이다. 잘못된 식·생활을 바로 잡아 가면 아무도 암 따위에는 걸리지 않는다."

또 서양의학의 시조라고 불리는 히포크라테스는 누구든지 자기의 병을 고치기 위해서는 자기가 스스로 간직하고 있는 자연치유력에 의지하는 것이 가장 좋다고 말했다.

오늘날 우리 주변에는 불·난치병을 고치고 건강을 회복하는 데 자연식을 하라, 이른바 생채식을 하라는 말이 많이 성행하고 있다. 이러한 자연식이든 생채식이든 사람의 병을 예방하고 건강하게 살아가는데 그 원리를 제시해 준 것은 참 좋은 일이다.

그러나 실제로 어떻게 하느냐 하는 그 방법을 우리에게 구체적으로 알려 주는 사람은 별로 없다.

"오늘의 의사가 영양학자가 되지 않으면 내일의 영양학자가 의사가 된다"는 말이 있다. 병을 고치는 것은 의사나 약이 아니고 우리 몸 안에 있는 자연 치유력이라는 사실이다. 히포크라테스는 "식사로써 고치지 못하는 병은 약으로도 고칠 수가 없다"고 했다.

본래 약은 독이다. 약이 필요하면 의사의 처방, 약사의 조제에 의해 적당히 먹고 그만 두어야 한다. 피로하면 피로를 풀고 운동이 부족하면 운동을 해야지 과로로 피로가 겹쳤을 때 약이나 카페인을 먹는다고 해결이 되겠는가.

병이란 것은 잘못된 식·생활 습관에서 온다는 것을 알아야 한다. 외상이나 수술하는 것을 제외하고 모든 병은 식·생활 습관을 바로 잡아가면 치유가 된다. 그래서 암, 간질환, 당뇨, 고혈압, 비만 등 불·난치병을 자기가 만든 병Man Made Disease이라고 한다.

자기 병은 자기가 고치지 않으면 안된다. 왜냐하면 잘못된 식·생활 습관은 스스로 고쳐야 하기 때문이다.

우리 몸을 병들게하는 잘못된 식생활 습성은 우리 스스로 과감하게 고쳐야 한다.

누구든지 일찍부터 올바른 식생활을 실천하면 질병 때문에 고생하는 일은 없을 것이다.

최근 과학자들이 채식이나 과일 같은 것을 먹지 않고 동물성 육식만 하게 되면 대사가 될 때 생기는 황산이나 질산, 요산 등 갖가지 산성 물질 때문에 우리 몸은 산성체질이 되고, 또 흰 쌀이나 흰설탕 같은 것을 먹을 때 불완전 연소로 인해 생기는 피루비산, 젖산 같은 산성 물질 때문에 산성 체질이 된다는 것을 밝혀 냈다.

오늘날 산성 체질로 인해 암, 간질환, 당뇨, 비만 등 불·난치병으로 죽어가는 사람들이 얼마나 많은가.

2) 암을 고치는 것은 위대한 자연치유력

오늘날 현대의학이 얼마나 발달하였는가. 그런데도 사람들은 날로 병들어 가고, 불·난치병으로 인해 많은 사람들이 죽어 가고 있다.

지금 미국에서는 매년 56만명 이상의 사람들이 암으로 죽어가고 있다고 하는데 계산해 보면 하루에 1천5백명씩 죽는 셈이다. 우리 나라도 1년에 암으로 사망하는 사람이 5만7천명, 하루에 1백56명씩 죽어간다.

전 세계적으로 1년에 6백만명씩 사망하는 것으로 추정되고 있다. 우리 나라 통계청 발표에 의하면 2000년도 총 사망자 수가 24만7천3백46명인데, 암, 당뇨, 심장병 등 불·난치병으로 사망한 사람의 수가 21만6천명이나 된다고 한다. 귀한 사람의 생명이 병으로 인하여 하루에도 6백명씩이나 비명에 간다.

 그런데 왜 이렇게 안타깝게 죽어가는 이들을 보고 목소리를 높이는 사람들이 없을까. 그것은 사람들이 식생활을 올바르게 잘 하면 얼마든지 그런 불·난치병에 걸리지 않는다는 것을 모르기 때문이다. 사람에게는 분명 천부적인 자연 치유력이 있는데도 이것을 제대로 활용하지 못하고 있다는 점이다.

 병을 고치는 것은 의사나 약이 아닌 우리 몸 스스로가 간직하고 있는 힘 즉, 위대한 자연 치유력이다.

 현대의학은 그들의 선구자인 히포크라테스가 세운 원칙에서 너무나 멀리 벗어나 있다. 그는 "음식을 그대의 의사와 약으로 삼으시오", "음식물로 고치지 못하는 병은 의사도 고치지 못한다"고 말했다. 지구촌의 수많은 의과대학 교정에는 히포크라테스 동상을 세워 놓고 그분의 정신을 기리는 후학들을 길러 내고 있다. 그런데 그렇게 공부한 의사들이 실제 환자의 음식을 대하는 태도는 너무나 무성의하고 무책임하다. 현대인들의 식생활은 지구촌에 사는 거의 모든 사람들의 건강과 활력을 서서히 파멸시켜 가고 있다. 그것은 우리들이 식사와 건강을 관리하는 길을 잘못 선택했기 때문이다.

3) 미국 상원 영양 의료 특별위원회의 보고

 1975년에서 1977년까지 3년간 미국 상원 영양 의료 특별위원회에서 세계적인 권위의 학자 2백50여명을 초청, '식품과 질병'에 대한 연구 추적 조사를 한 일이 있었다. 40년 전 그때 미국 인구 2억만명 중 심장병으로 사망한 사람이 1년에 70만명, 암으로 사망한 사람이 40만명(현재는 56만명), 고혈압 환자가 2천만명 이상, 당뇨병 환자가 3천만명이나 되었다.

조지 맥거번, 에드워드 케네디 등 당대 최고 거물급 상원의원들과 세계 최고의 연구기관인 미국 보건복지원, 국립암연구소, 국립영양연구소, 영국 왕립의학 조사회의 권위있는 학자들을 총 동원하여 사상 유례없는, 무려 6천 페이지에 이르는 상원 특별 보고서를 마련했다.

그 방대한 보고서의 결론은 현대인들의 암, 간장병, 당뇨, 심장병, 중풍, 고혈압, 비만 등 모든 불·난치병의 원인은 '잘못된 식생활' 때문이라는 것이었다. 따라서 생활습관병의 예방과 치료를 위해서는 이런 병들이 거의 없었던 19세기 초반 이전의 생활로 돌아가야 한다고 했다.

그런데 이 중대한 보고서 내용이 당시 일반인들에게 알려지지 않은 이유는 가공식품 생산 판매업자와 육류 생산 판매업 종사자가 국민 전체의 3분의 2였기 때문이다. 그래서 이 상원보고서를 발표하게 되면 전 미국의 경제 질서가 대혼란을 초래할 것이기 때문에 일반인들에게 제대로 알리지 못했었다.

미국 필라델피아 메소티스트 병원 원장인 안토니 J. 셋틸렐로 박사는 1978년 6월 제4기 전립선암이 두개골, 견갑골, 흉골, 늑골 등 다른 부위로 전이 되어 나이 47세에 몇 년 밖에 살 수 없다는 암 시한부 선고를 받았다.

"내 암의 원인은 바로 내가 만든 것이다. 지금까지의 내 생활을 냉정히 돌이켜 보면 암에 걸릴 수 있도록 생활 해 왔었다. 지방질이 많은 동물성 육류, 정제한 밀가루 제품, 그리고 끊을 수 없는 감미 설탕 제품을 섭취했고, 거기에 전혀 운동하지 않고 앉아서만 하는 생활 등이 바로 내 암의 주된 원인이었다. 그러므로 나는 제일 먼저 식생활 습관을 완전히 바꾸어 지방질이 많은 동물성 식사를 추방하고, 완전 곡식류, 채소, 실과 등 섬유질이 많은 것을 먹기 시작하였고 설탕 같은 감미료를 일체 금했다."

이렇게 식사를 완전히 바꾼 셋틸렐로 박사는 "나는 만사를 제치고 내가 살 수 있는 온갖 수단을 찾기 시작하였다. 그 동안 20년 이상이나 현직 의사로 활약해 온 나는 생애를 바쳐 일해 온 현대의학의 세계 속에서는 정작 살아날 수 없었다"고 고백했다.

1981년 8월에 다시 정밀검사를 받았는데, 주치의는 "모든 암 완치"라고 진단을 내렸다. 그가 자기의 암을 치료하는 동안 일체 약을 사용하지 않고 채소와 곡식을 위주로 하는 식생활 개선으로 불치의 암을 정복하게 된 것이다.

고통과 질병 그리고 때 이른 죽음에 이르는 길을 계속 따라갈 필요는 없다. 우리는 생명을 파괴하는 식사를 과감하게 거부해야 한다. 그리고 우리 몸을 좀 먹는 잘못된 습성을 버려야 한다. 우리는 더 이상 그들과 함께 하기를 거부해야 한다.

잘못된 식사법과 생활방식에 관련된 모든 것들이 새로워져야 한다.

귀하의 귀중한 시간을 몇 시간만 할애하길 바란다. 이 책을 읽는 데는 몇 시간이면 충분하다. 그러나 이 몇 시간이 귀하의 인생을 완전히 바꾸는 계기가 될 것을 필자는 믿어 의심치 않는다.

4) 피를 맑게 하면 만병을 고친다.

만병일독萬病一毒이라는 말이 있다.

만가지 병이 하나의 독, 즉 피의 오염에서 생긴다는 뜻이다. 잘못된 식생활을 하면 피 속에 콜레스테롤, 중성지방, 적혈구, 혈소판 등이 많이 생성되어 피를 혼탁하게 한다. 이런 노폐물이 혈관 내벽에 달라붙는 것이 고지혈증이고 이것이 심해져서 혈관의 탄력성이 떨어져 딱딱해지면 동맥경화가 된다.

탁한 피를 전신에 보내려면 심장과 혈관이 불가피하게 압력을 넣게 되는데 이것이 고혈압이다.

피의 찌꺼기가 쌓여 혈관이 막히는 것이 뇌경색이고 이로 인해 췌장의 기능이 떨어져 생기는 것이 당뇨병이다. 또 끈적끈적한 피

찌꺼기가 심장의 관상동맥 통로에 쌓이게 되면 협심증, 심근경색증이고 뇌혈관이 터지면 뇌출혈이 된다.

핏속의 기름기가 간에 쌓이면 지방간이고, 요산이 혈관에 쌓이면 통풍, 전립샘의 혈액순환장애로 부종이 오면 전립선비대증이다.

아토피, 알레르기 피부반응, 건선 등 난치성 피부질환의 근본원인은 대부분 피의 오염과 관련이 있다. 그 외 알레르기비염, 축농증, 중이염도 단순히 코와 귀에 생긴 병이 아니라 피의 오염에 근본원인이 있다. 그래서 코와 귀만 치료해서는 근본치유가 안 되는 것이다.

피 속에 노폐물이 너무 많게 되면 이것을 걷어다가 응급처리 하는 것이 암이나 근종 세포들이다.

모든 만성질병의 근본원인은 피가 오염된데 있는 것이다. 그러므로 암, 간질환, 당뇨, 고혈압 등 모든 만성병은 병의 원인이 되는 노폐물을 제거하고 피를 맑게 하면 그 몸에 있는 모든 병이 한꺼번에 치유가 된다.

5) 현대병은 습관만 바꾸면 다 치유할 수 있다.

그 원인은 너무나 간단하다. 잘못된 오랜 식생활습관에 의해 변질돼 버린 몸을 바꿔주고 식생활만 바로잡아 주면 되기 때문이다.

실제 생활습관병은 병이 아니다. 인공적인 병원체라 할 수 있는 환경과 생활양식이 변화와 관련돼 있는 것들이기 때문이다.

이중에서도 특히 먹을거리와 가장 밀접한 관계에 있다.

암, 간질환, 당뇨, 고혈압, 동맥경화, 비만, 아토피 등의 모든 생활습관병의 원인은 거의가 먹을거리에서 온다. 그런데 생활습관병이라고 부르는 당뇨와 고혈압은 물론 각종 암질환 앞에서 현대의학은 속수무책이다.

소위 제도권이라고 하는 현대의학의 의학지식과 의술로는 잘못된 식습관에서 오는 현대병인 이른바 생활습관병을 거의 고치지 못한다. 그럼에도 불구하고 당뇨병에 걸린 의사가 당뇨병환자를 치료하고 고혈압에 걸린 의사가 고혈압환자를, 암에 걸린 의사가 암환자를 치료한다고 하는 아이러니한 일이 일어나고 있다..

환자들이 병원에 가서 병을 고치는 것은 의술이나 약 때문이 아니다. 몸에 병을 얻은 사람이 현대의학을 접하면서부터 자신의 병에 대한 시야가 넓어지고 지식이 늘어나며 영양과 식습관 건강등 여태까지 관심을 두지 않고 살아왔던 생활습관이 바뀌면서 병이 낫는 것이다.

생활습관만 바꾸면 간단히 해결될 병임에도 불구하고 이뇨제나 항생제, 항균제같은 약을 당연히 투여한다. 이 약물들의 부작용이 어디로 가는가.

사람을 살리는 약이 아니라 사람을 잡는 약이 아니었던가? 병이 병을 낳고, 병을 고치러 갔다가 병을 얻어오고 남은 것은 결국 엄청난 치료비와 고통뿐이다.

그런데도 항암제 주사를 맞고 약을 먹어야하는가? 잘못된 생활 습관, 식습관을 고치면 되는 것이다. 따라서 이 생활습관병은 획일적인 현대의학으로는 고칠 수가 없다. 고치려하다가는 몸에 투여한 독성이 장기에 쌓이고 이것이 부작용을 일으켜 오히려 증상을 더 깊게 하거나 또 다른 병을 불러 올 수 있다. 이것이 현대의학이 갖고 있는 맹점임에도 불구하고 우리는 마치 당연한 것처럼 받아들이고 있다.

병이 날 때 마다 병원이나 약을 찾으면 결국 내성이나 독성이 강해져서 병은 더욱 깊어지게 된다. 이들을 찾는 대신 우선 손쉽게 우리의 식생활만 바꾸면 어떤 생활습관병이라도 고칠 수가 있을 뿐 아니라 얼마든지 예방을 할 수가 있다.

2. 현대의학의 암 치료법의 진실

1) 암 치료가 암환자를 죽게 한다.

　암치료에는 수술요법, 항암제 투여, 방사선 치료가 있다. 이들 방법은 암을 공격하여 배제하기 때문에 '암의 국소요법' 이라고 한다.
　어떤 방법을 택하든 간에 치료의 목적은 암을 철저하게 공격하여 암을 작게 하거나 줄이는 데 있다. 현대의학의 발달에 따라 암의 3대요법이 그 목적을 달성하고 있는 것 같은 인상을 다분히 주고 있다. 그러나 유감스럽게도 사실은 현대의학의 암치료법이야말로 암치유를 저해하고 결과적으로 암 환자를 죽게 한다.
　일본의 경우 매년 33만 명의 암환자가 숨을 거두는데 이때 유족들은 철석같이 '암 때문에 죽었다' 고 믿는다. 그러나 그 중 약

80%에 이르는 26만 명은 암으로 죽는 것이 아니다.

맹독성 항암제 투여, 방사선 조사, 불필요한 수술 등과 같은 암치료의 중대한 부작용으로 사망한다. 8할이나 되는 사람들이 부작용으로 죽는다는 이 충격적인 사실은 강산국립대학부속병원의 임상 연구를 통해서도 밝혀진 사실이다.

문제는 이것이 엄연히 업무상 중과실치사로 일본 형법에 따른 의료과실사건이라는 점이다. 방사선 조사나 수술의 경우도 마찬가지이다. 그런데 더 큰 문제는 아무도 이런 사실을 알아차리지 못하고 있다는 것이다.

암치료의 부작용로 인해 죽었음에도 '암으로 사망' 했다는 의사의 말을 맹신한다. 의사 자신도 치료 때문에 환자를 죽게 했다는 인식이 조금도 없다. 이 얼마나 소름끼치는 일인가!

제2차대전 이후 암치료로 인해 희생당한 일본 사람들의 수는 1,599만 명에 이른다. 한 달에 2만1천명, 하루에 700명씩 죽고 있다. 이런 상황임에도 국민들 대부분은 무지몽매할 뿐이다.

면역학의 세계적인 권위자인 일본 니가타 대학의 아보 도오루 교수는 '항암제 투여, 방사선 치료, 불필요한 수술은 절대로 받아서는 안된다.' 고 말했다.

지금도 의료현장에서는 암환자들이 지푸라기라도 잡는 심정으로 의료관계자들을 믿고 암치료를 받고 있지 않은가? 암을 고치고자 한 의료제도가 과연 암을 얼마나 잘 고치고 있는가?

일본의 한 유명 병원 의사가 미국의 암 학회에 참석하여 암 수술

결과를 발표한 바 있다.

'저는 수술로 환자의 몸에 여기저기 흩어져 있는 암을 모두 제거했습니다.' 하면서 자신있게 설명했다. 그때 한 참석자가 '그 환자는 몇 년이나 더 살았습니까? 하고 물었다.

'그게… 1개월 뒤에 사망했습니다.' 그의 대답에 발표회장은 폭소에 휩싸였었다. '수술은 성공했지만, 환자는 사망했다!' 기막힌 비극이 아닐 수 없다.

암 수술을 끝낸 뒤 '암은 깨끗이 제거했습니다.' 하면서 의사가 만족한 미소를 띄운다. 그러면 환자나 가족들은 한시름 놓고 '감사합니다.' 하면서 고개를 숙인다. 흔히 병원에서 볼 수 있는 광경이다. 그래서 일반 사람들은 오랫동안 '암은 잘라서 없애면 낫는다'고 믿어왔다. 이른바 '수술신화' 다.

그런데 이것은 거짓이다. 호시노 박사는 그의 저서『암과 싸우는 의사의 거슨요법』에서 '수술의 진실은 이렇다. 의사가 깨끗하게 제거했다고 말할 수 있는 것은 아주 초기일뿐이다. 종양이 2~3cm나 그 이상일 때는 외과의사가 완전히 제거했다고 하더라도 사실은 그렇지 않다. 암을 깨끗이 제거했다는 외과의사의 말은 정확하게 말하면 '눈에 보이는 범위 내에서'라는 주석이 달린 것이다. 현미경을 들이대지 않으면 확인할 수 없는 아주 작은 암까지 제거하기란 현재 외과수술로는 불가능하다.

곤도 마코토 저『암 치료 '상식' 의 거짓』에는 자신이 체험한 충격적인 이야기가 있다. 고명한 이비인후과 의사에게 그는 '왜 이 환자에게 방사선 치료를 빨리 하지 않는가? 라고 질문을 했다. 그러자 '젊은 의사들을 수련하기 위해서는 수술이 필요하니까' 하는 대답이 돌아왔다.

"나는 무척 놀랐다. 그리고 새로운 사실을 알았다. 의료라는 것이 환자를 위해서가 아니라 의사를 위해서 존재한다는 것을."

암은 사느냐, 죽느냐 하는 사람의 생명이 달려있는 병이다. 환자에겐 치료법의 우열이 얼마나 중요한데, 젊은 의사들의 수련을 위해 수술부터 먼저 하는 경우가 있을 수 있는가?
무나카타 하시오 박사도 암 수술에는 사뭇 부정적이다. '수술은 안 해도 좋다. 다만 종양이 너무 커서 목을 막아 버리거나 장을 물리적으로 막을 경우에는 어쩔 수 없이 수술을 고려해야한다.' 고 했다. 진행된 암은 수술을 아무리 많이 해도 치유할 수 없다. 암은 유전자가 변질된 전신병이기 때문이다.

2) 암환자 80%가 암치료 때문에 죽는다.

최근 보건복지부는 암환자의 생존율이 62%라고 발표하였다.
생존율이란 암 치료를 받고 5년간 살아있는 확률을 말한다. 현대의학에선 치료 후 5년이 지나도 암이 재발되지 않으면 완치된 것으로 간주한다. 즉 암환자 2명 중 한명은 완치된다는 의미다. 그러나 결코 그렇지 않다. 5년 생존율이 완치를 말하는 것이 아니기 때문이다. 암 킨제이보고서에는 5년 생존율이 20%라고 했다.

'항암제로 살해당하다' 책에는 일본의 암 사망자 80%가 암의 3대요법 때문에 죽는다고 했다.

아보 교수는 '항암제, 방사선, 수술'이라는 「암의 3대요법」이 암 치료를 가로 막는다.'고 주장하고 있다. 그는 평범한 사람이 아니다. 일본의 유명 대학의 의학부 교수이자 현역의사인데도 이렇게 확실하게 단언하였다.

이것은 일종의 양심선언이다. 그의 발언은 의학계 뿐 아니라 전국의 암 전문의, 병원, 제약회사에 퍼져 나갔다. 뿐만 아니라 후생성 관료에서 각종 이권에 얽힌 정·재계 인물들까지 모두 적으로 만드는 것이었다. 그리고 현대의학의 3대 요법을 신봉해 온 수많은 암 환자들과 그 가족들, 또 암 의료 관계자들에게 경악스러운 일이 아닐 수 없다.

기쿠치 겐이치의 저서 『암 환자로서 장기 생존한 의사들』을 보면 의사 자신들이 항암제, 방사선 치료를 거부한 결과, 5명 가운데 4명의 암을 극복한 사례가 실려있다. 그런가 하면, 암 3대요법에 의지했던 사람들은 대부분 예외없이 비참한 최후를 맞이하였다.

오카야마 대학 의학부 부속병원에서 연간 사망하는 암 환자의 진료 기록 카드를 정밀하게 조사하였다. 이 결과를 보면 80%의 암 환자가 암으로 죽은 것이 아니라 암 치료의 중대 부작용으로 사망하였다.

방사선 치료는 항암제보다 최악이라고 의사들이 증언하기도 했다. 수술 역시 일본은 '필요도 없는' 데도 사람에게 칼을 대는 일이 캐나다보다 16배나 더 많다. 이처럼 암 '3대요법'으로 학살(?)당하고 있는 암 환자는 80%에 달한다는 사실이 입증되었다.

이 조사 내용을 젊은 의사가 박사학위 논문에 담아 오카야마 대학에 제출하였다. 놀라운 것은 의학부 학장이 눈 앞에서 그 논문을 찢어 버렸다는 것이다.

미국의 메소티스트 병원장 셋틸렐로 박사는 말기 전립선암으로 1년 밖에 살 수 없다는 시한부 선고를 받았다. 그는 일체의 병원 치료를 끊고 잘못된 식생활을 고쳐 말기암을 깨끗하게 고쳤다. 이는 과연 무엇을 말하는가? 생각해보지 않을 수 없다.

3) 항암제로 암을 고칠 수 없다.

1985년 미국 국립 암 연구소의 데비타 소장은 미국 의회에서 '항암제로 암을 고칠 수 없다'고 증언했다. 1988년 동 연구소가 발표한 보고서에는 항암제는 암을 몇배로 늘리는 증암제라고 판정되어 있다.

현재 일본에서 암으로 인한 사망자 33만명 가운데 70~80%가 시실 항암치료 등으로 인해 목숨을 잃었다.

항암제의 정체는 맹독성 독극물이다. 첨부문서에 보면 독극물이라고 분명하게 쓰여있다. 항암제는 독성이 강하기 때문에 계속 투여하면 암은 악성화되고 마침내 '독살'로 숨을 거두고 만다.

우리는 현대의학이 병으로 고통받는 환자를 낫게 해 준다고 정말 믿고 있음이 사실이다. 왜냐하면 순백의 청결한 병원에서 진찰해 주는 사람은 하얀 가운을 입은 인테리인 의사 선생님들이기 때문이다. 그런 분들의 두뇌에는 최신 의학지식이 가득 차 있을 것이다. 우리는 사용되는 약품도 세계 첨단의 과학기술로 만든 더없이 유효성이 높은 것이라고 믿고 있다.

일본의 암 의료의 최고 책임부서인 정부 후생노동성의 담당기술관이 '항암제가 암을 고치지 못하는 것은 상식'이라고 딱 잘라 말했다. '항암제는 맹독으로, 많은 암 환자는 그 독으로 인해 죽고 있다.'라고 분명하게 말했다. 이것을 세간에서는 '독살'이라고 하는 것이다. 사람을 살리는 병원에서 암환자의 '독살'이 지금도 이루어지고 있다고 하니 정말 믿어지지가 않는다.

후생노동성 담당자는 '항암제는 강력한 발암물질'이라고 분명히 말했다. 항암제를 써서 새로운 암을 만들고 있는 것이다. 항암제의 정체는 '증암제增癌劑'였던 것이다.

더구나 항암제는 조혈기능을 파괴한다. 그때 암세포와 싸우는 면역력의 세포도 섬멸된다. 항암제는 암과 싸우는 병사들을 모두 죽여버리고, 기뻐하는 것은 암세포뿐이다. 항암제의 정체는 암의 '응원제'였던 것이다.

일본에서 의사 271명에게 '당신이 암에 걸린다면 항암제를 쓰겠는가?' 하고 조사를 했다. 270명이 단호하게 '노!' 라고 대답했다.

'항암제로 살해당하다'의 저자 후나세 순스케씨는 '한국의 독자 여러분, 「항암제의 정체」를 똑똑히 기억하시기 바란다.」고 말했다.

4) 레이건 대통령도 항암, 방사선 치료를 거부했다.

1985년, 미국의 레이건 대통령은 대장암 판정을 받았지만 메릴랜드주 국립해군병원NNMC에서 암세포를 제거하는 수술을 한 후 항암요법과 방사선 치료를 거부한 채 채식 위주의 식단으로 바꿔 대장암에서 완전히 해방됐다. 클린턴 대통령도 관절 수술을 받은 후 채식 위주로 식단을 바꿨다. 그러나 대부분의 미국인들은 수술과 항암 치료, 방사선 치료를 하나의 신앙으로 받아들이고 있다.

수술, 약, 방사선 없이 식사와 영양요법으로 치료할 수 있다는 사실을 그들은 믿으려 하지 않는다. 현대 의학은 암세포만 보고 생명은 보지 않기 때문이다.

5) 의사들은 암에 걸렸을 때 항암, 방사선 치료 거부한다.

중요한 사실은 의사들이 암에 걸렸을 때 그들의 91%가 이전에 그들이 그토록 권유하던 수술과 항암 치료, 방사선 치료를 거부한다는 것이다.

  주류 의사들의 수입 중 75%는 항암제 판매 수익에서 특히 전립선암과 유방암 환자에게서 충당된다.

  거대한 제약업체들이 대부분의 의학 연구비를 지원하고 있어서 의사협회, 병원, 의과 대학, FDA 등을 사실상 주무르고 있고, 막대한 자금으로 광고를 거의 독점하고 있어 매스컴까지 좌지우지하고 또 선거후원금을 통해 정치인들조차 움직일 수 있기 때문에 가능하다. 그리고 FDA 직원 중 약 70%는 퇴직하면 제약회사에 재취업해 로비스트로 활동할 정도로 유착 관계가 심하다.

  이런 실상으로 인해 현대 의학의 발전에도 불구하고 그 이면에는 현대 의학에 대한 실망이 확산되고 있는 것이 전 세계적인 현상이다. 이러한 현상은 일본이나 우리나라도 비슷하다.

6) 암이 전이된다는 것은 거짓이다.

  암은 전이되는 것이 아니다. 대개 암 전이에 대해 주류 의사들은 '암세포가 다른 장기로 옮겨져 그곳에서 암세포를 증식시킨다.'고 하지만 그것은 거짓이다. 사실은 환자의 면역 체계가 무너진 상태이므로 특정 부위의 암세포가 사라진다고 해도 두더지 튀어나오듯 언제, 어느 곳에서 암세포가 다시 자라게 될지 모른다.

예컨대 암세포를 건강한 사람에게 주입한다 해도 면역 체계가 이를 이겨내기 때문에 암세포는 건강한 사람의 몸 안에서는 그대로 사멸한다. 따라서 암세포를 제거하기 위해 면역계의 중요한 조직인 림프절이나 혈관까지 광범위하게 절제하는 수술을 하고 재발을 막기 위해 항암 요법, 방사선 치료를 하는 것은 정말 이치에 맞지 않는 모순당착이 아닐 수 없다.

지난 10년간 영국을 비롯한 선진국에서 30만 명의 전이 암 환자를 상대로 한 통계는 치료 불가능 55%, 화학요법 단독 치료시 1.8%, 수술, 항암, 방사선 치료시 4.1%, 방사선 단독 치료시 11.5%, 수술 단독 치료시 28%로 일단 이른바 전이가 된 경우에는 5년 생존율이 1.8%이다.

7) 암, 당뇨, 고혈압은 약으로는 고치지 못한다.

최근 동아일보에 의료계 권위자 세분이 암, 당뇨병, 고혈압에 걸렸다고 보도되었다. 암센터 소장이 대장암 말기이고, 당뇨병학회 회장이 당뇨병이며, 심혈관 전문가가 고혈압에 걸려 투병하고 있다는 것이다.

그러면서 암환자인 전문의사가 암환자를, 당뇨병자인 전문의사가 당뇨병환자를, 고혈압인 전문의사가 고혈압환자를 치료한다고 하였다.

사람이 병에 걸리게 되면 제일 먼저 가는 곳이 약국이나 병원이다. 그러니 의사, 약사가 원인은 제거하지 않고 약물처방만 하면 병이 낫지 않는다. 암, 당뇨, 고혈압은 생활습관병이다. '잘못된 식생활'이 그 원인이다.

그렇다면 이들 병을 어떻게 고쳐야 하는가? 그것은 두말할 필요도 없다. 식생활 습관을 고치면 된다. 주사를 놓거나 약을 먹을 필요가 없다.

그런데, 왜 이런 생활습관병을 병원에 가서 의사에게 맡기고 약국에서 약을 사먹어야 하는가! 병이 났으면 그 원인을 찾아 그것을 제거하면 되는데 원인은 덮어주고 약으로 증상만 묻어두는 것을 해야 되는가?

더구나 약이란 음식이 아닐뿐 아니라 몸에 해로운 이물질이 아닌가! 다시 말하자면 생활습관병은 자신의 잘못된 생활습관에서 왔기 때문에 환자 자신이 고쳐야 하는 것이다. 자기가 만든 병Man Made disease이기 때문에 자기가 스스로 고치치 않으면 아무도 고칠 수가 없다.

현대의학과 의술은 잘못된 생활습관에서 오는 모든 만성질병을 치유하지 못한다. 다만 약물로 증상만 덮어두는 치료를 할 뿐, 그 원인을 찾아 제거하는 근본 치유는 할 수가 없는 것이다.

그렇다면 이 병들은 어떻게 고쳐야 하는가? 항암제와 당뇨병약, 혈압강하제 등을 근육에 주사하고 약을 먹어야 하겠는가? 아니다. 결코 그렇지 않다.

동의보감에서도 병을 고치고 건강을 회복하는데 약보다는 식보가 좋고, 식보보다는 행보가 좋다고 했다.

3. 항암제의 정체

1) 항암제의 정체

항암제는 맹독이다. 간단히 말하면 항암제는 암에 효과가 없다. 그리고 암을 고치지도 못한다. 이 약으로 남는 것은 처참하고 전율할 '중대부작용'들 뿐이다. 피부에 살짝 닿기만 해도 피부세포를 흐물흐물하게 녹일 정도로 무서운 '세포독'인 것이다. 이 '독극물'을 몸 속에 주입하면 환자의 전신세포, 장기는 맹독성으로 인해 공황 상태에 빠져 여러 가지 무시무시한 중독 증상을 나타낸다.

일본의 곤도 마코토 의사가 펴 낸 '신 항암제의 부작용을 알 수 있는 책'이 있다. 첫 장에 실려 있는 '항암제 치료 실험주사놀이'라는 삽화를 보면 충격을 받는다. 특히 독극물인 치험약治驗藥을 '어느 정도의 양으로 죽는가'를 알아보는 부분이다. 아무 것도 모르는 환자에게 항암제를 몰래 투여하여 어떻게 죽는지를 관찰하는 독성 실험이다. 온 몸의 털이 곤두선다. 마치 이는 일본군 731부대를 연상케한다. 중국인을 '실험용'으로 행한 생체실험과 다를 바가 없지 않은가!

항암제의 정체를 알려면 '의약품 첨부 문서'를 보면 알 수 있다. 항암제로 목숨을 잃지 않기 위해서는 반드시 보아야 한다. 부작용으로 목숨을 잃었을 때 그 책임을 묻기 위해서도 반드시 이 문서를 확보해 두어야 한다.

의약품 첨부 문서란 쉽게 말하면 제약업체 등이 환자의 안전을 위해 기록한 설명서다.

약의 용법, 용량, 효능 외에 사용상의 주의, 금기, 중대부작용, 예방과 회피방법들을 명기한 것이다. 항암제의 첨부 문서를 보면 약의 주작용, 유효율에 관한 기재가 전혀 없다. 반면 부작용에 대한 내용은 눈이 돌아갈 정도로 방대하고 다양하게 많다. 즉 항암제가 '효과있다'는 기술은 한 글자도 없이 '유해하다'는 내용의 기재와 경고문들로 가득 차 있다.

제약업체는 이렇게 '정보공개'를 해 두지 않으면 부작용으로 사망했을 때 업무상 과실치사죄 등의 중대한 형사 책임을 져야한다. 최근 일본에서 항암제 '이레사'로 246명의 암환자를 사망케 한 사건이 있었다. 제조업체가 의약품 첨부문서에 그 중대 부작용을 경고하지 않았기 때문에 유족들이 소송을 제기한 것이다.

후나세 순스케의 『항암제로 살해당하다』의 책엔 이렇게 쓰여 있다.

"이는 항암제를 이용한 엄연한 범죄다. 항암제라는 이름의 독극물에 의한 집단 살육이다. 수만, 수십만 명에 이르는 암환자들이 '백색거탑' 안에서 인자한 웃음을 띤 백색 가운의 의사들과 헌신적인 간호사들에 의해 조용하면서도 확실하게 항암제라는 '독극물'을 주입받으며 오늘도 약살藥殺되고 있다."

2) 항암제 원료는 독가스다.

암 치료를 위한 화학요법은 핵무기에 비유된다. 화학요법이 처음 등장한 것은 2차 세계대전 직후로 전쟁 중에 무차별로 살포했던 독가스가 살아 있는 세포들, 특히 위장관의 세포들이나 골수 그리고 림프계의 세포들처럼 빠르게 분열하는 세포들을 죽인다는 사실이 알려졌다.

의사들은 암이 빠르게 분열하는 세포들로 구성되어 있다는 것을 알고 암세포를 죽이는데 독가스를 사용할 수 있으리라고 생각했다. 게다가 창고에 가득 쌓인 독가스의 원료들은 생산비도 저렴했다. 반면에 값싸게 생산한 항암제는 고통으로 죽어가는 환자들에게 고가로 팔 수 있는 수익재였다.

실적 위주의 조급함은 임상 시험을 조작했어도 커다란 부작용에 대해서도 문제 삼지 않았다. 암 치료에 효과가 있다는 과학적이고, 합리적인 증거를 제시할 필요도 없었다. 이런 상황에서 심포지엄에 참석한 한 의사는 특정 암이 전신에 퍼져 있던 자신의 환자가 사망한 후에 부검한 결과 암세포가 많이 사라졌다는 사실을 자랑스럽게 떠벌렸다. 그 환자가 화학요법으로 인한 폐 부전으로 사망했다는 것은 아무도 문제 삼지 않았다.

『뉴 사이언티스트』도 "오늘날 의학에서 이용되는 모든 약의 80퍼센트가 적절한 검증을 거치지 않았다."고 시인했다. 그럼에도 불구하고 암환자가 수술과 항암요법, 방사능 치료에 의존하는 까닭은 주류 의사들이 현대 의학이라는 신흥종교를 그냥 맹신하고 있기 때문이다.

항암제는 정상적인 세포와 암세포를 구별하지 못하고 빠르게 증식하는 모든 세포를 죽인다.

항암제를 정맥 주사로 투여하는 까닭은 독극물인 항암제가 심한 통증을 유발하기 때문에 통증이 전달되지 않는 정맥에 투여하는 것이다.

투여 중에 항암제가 주위 조직으로 누출되면 조직을 괴사시키기 때문에 의사들은 극히 조심한다. 그리고 정확한 용량을 초과하게 되면 환자를 치사시킬 수도 있다. 이런 부작용 때문에 항암제는 대부분 '다제 병용 요법'으로 처방된다.

인체 전 부분에서 두더지같이 튀어나오는 암세포를 죽이기 위해 항암제를 처방하면서 부작용이 나타날 것을 예상해 이를 억제해주는 강력 진통제나 혈류 차단제 등을 처방하고, 강력 진통제나 혈류 차단제의 부작용을 억제하기 위한 다른 진통제를 함께 처방한다.

결국 다른 질병에서와 같이 암도 항암제나 방사선 치료는 아무런 치료 작용을 할 수 없다. 오직 합성 화학 물질이 없는 자연으로 돌아가는 길만이 현명한 치료 방법이다.

3) 항암제, 방사선은 발암물질이다.

특정 암을 치료하는 중에는 대부분 주변에 새로운 암을 일으킨다. 암세포를 죽이기 위해 약물과 방사선 치료를 하다가 결국 환자의 면역 체계만 파괴하고 암세포가 죽어가는 속도와 함께 정상 세포도 죽어가며, 발암 물질인 항암제와 방사선으로 인해 다른 부위에 암이 새로 생기면서 마침내 죽음에 이르게 된다. 때문에 암 환자는 암으로 죽는 경우는 거의 없고 항암제와 방사선 치료의 부작용으로 죽는다.

항암제 첨부 문서에 기재된 유효율 20%라는 의미는 항암제를 투여한 후 4주 내에 암세포의 크기가 작아진 비율을 말한다.

암세포도 정상 세포가 약간 변한 것이어서 독극물이 체내로 투여되면 움질거리게 되어 잠시 성장을 멈추고 작아지게 된다. 그러다가 다시 일정 시간이 지나면 암세포는 다시 질서없이 자라게 된다.

관찰의 기준을 4주가 아닌 4개월 혹은 1년으로 잡는다면 효과가 있는 항암제는 하나도 없다고 한다. 암은 금방 치유되는 병이 아님에도 지나치게 짧은 4주를 기준으로 삼는 것은 주류 의사들의 탐욕 때문이다. 항암제를 팔기 위한 의학적 사기!

게다가 설사 암이 치유된다 해도 거의 대부분 수술, 항암 요법, 방사선 치료의 부작용에 의한 다른 질병으로 사망한다. 암세포의 크기는 아무런 의미가 없다. 중요한 것은 백혈구인 림프구가 얼마나 남아있는지다. 암세포가 아무리 작아졌어도 재발했을 때 림프구가 만들어 지지 않으면 전혀 손을 쓸 수 없다.

면역체계가 무너진 상황에서 암은 결코 죽지 않는 존재로 반드시 재발한다는 사실이다.

4. 일본의학계의 양심선언

1) 현대의학은 만성질환을 고치지 못한다.

 예부터 병은 자연이 고치고, 돈은 의사가 먹는다고 했다. 현대의학은 생명의 본질인 자연치유력에 대해서는 가르치지 않고 약물요법만 중시하는 우愚를 범하고 있다. 이것이 현대의학의 한계점이다.
 고대 희랍의 의성 히포크라테스는 "우리 인간의 체내에는 100명의 명의가 있다. 의사가 할 일은 그들을 도와주는 것뿐"이라고 말했다.
 실제로 암, 간장병, 당뇨병, 심장병, 고혈압, 치매, 정신질환 같은 각종 생활습관병은 현대의학으로는 고치지 못한다. 환자의 병을 고

처야 하는 현대의학이 병을 고칠 수 없다니 도대체 어떻게 된 것일까?

오히려 병을 고치기는 커녕 병을 악화시키는 경우가 다반사로 일어난다고 하면 믿겠는가? 뿐만 아니라 고의는 아닐지라도 결과적으로 환자를 죽게 만드는 너무나 가슴 아픈 사태가 전 세계 의료 현장에서 연일 속출하고 있다.

이런 참상을 더 이상 방관할 수 없어서 일본에서 "신의학 선언" 신의학 세계현인회의 발기 취지문을 작성한 바 있다.

한국에서도 2009년 1월 10일 서울 하얏트 호텔에서 전세일 포천 중문의대 대체의학 대학원장, 신현대 경희대 교수, 전 한방병원장, 이상희 전 과학기술부 장관, 전 국회의원, 박병호 법학박사, 전 서울대 법대 학장 등 20여명이 한국발기인 모임을 가진 바 있다. 이에 여기 그 선언문을 발췌하여 소개한다.

2) 신의학선언문 新醫學宣言文

현대의학은 병을 도무지 고치지 못하고 악화시켜 죽음에 이르게 한다.

의료현장에서 벌어지는 한 편의 "비극"과도 같은 참상을 더 이상 방관할 수 없었던 의식 있는 의사들, 그들이 고충을 무릅쓰고 내부고발에 나섰다.

지금 이 순간에도 현대의학은 뿌리 깊숙이 병들어 가고 있다. 아니 지칠대로 지쳐있는 상황이다.

그러나 어쨌든 서양의학이 일본 개화기의 근대화 과정에 크게 기여한 공로가 있었음은 부인 할 수 없는 사실이다.

다만 그럼에도 불구하고 그에 반하는 입장에서 보면 현대 고도 산업사회에서 선진국일수록 더욱 증가추세에 있는 암, 당뇨병, 고혈압, 치매, 정신질환 같은 각종 생활습관병에 대해서는 현대 의학이 대증요법對症療法 외에는 뚜렷한 치료법이 없고 한없이 무력한 것이 엄연한 사실임을 또한 어찌하랴.

이처럼 현대의학을 좀먹게 한 치명적인 병근病根은 다름아닌 "병을 고칠 수 없다"는 사실이다. 환자의 병을 고쳐야 하는 의학이 병을 고칠 수 없다니 도대체 어떻게 된 일일까.

실상은 더욱 비극적이니 기가 찰 노릇이다. 병을 고치기는 커녕 도리어 악화시키는 경우가 일상다반사로 일어난다. 한 술 더 떠 환자를 죽음에 이르게 한다. 고의가 아닐지라도 결과적으로 환자를 죽게 만드는 너무나 가슴 아픈 최악의 사태가 전 세계 의료현장에서 연일 속출하고 있다.

일례로 이스라엘에서 병원이 한달간 파업에 돌입했을 때였다.

이 기간동안 이스라엘 국민의 사망률이 반으로 줄어들었다고 한다. 더욱이 파업이 끝남과 동시에 사망률은 원상태로 돌아왔다는 것이다. 그야말로 현대의료가 환자를 고치기는 커녕 대량학살을 자행하는 경악할 만한 일이 실제로 벌어지고 있는 셈이다. 병원을 선택하지만 않았어도 그들은 무사할 수 있었다. 이와 비슷한 조사결과는 세계 각지에서 찾아볼 수 있다.

이처럼 비극적인 참상의 전형적인 예가 바로 암 치료 현장이다. 일본에서 매년 33만명에 이르는 암환자가 숨을 거둔다. 유족들은 철석같이 "암 때문에 죽었다."고 믿는다. 그러나 그 중 약8할에 이르는 26만병은 암이 아닌 맹독성 항암제 투여, 방사선 조사照射, 불필요한 수술 등과 같은 암 치료에 따른 중대한 부작용으로 '사망'한다.

8할이나 되는 사람들이 부작용으로 인해 죽다니… 이 충격적인 수치는 모 국립대학 의학부 부속 병원의 임상연구를 통해 밝혀진 사실이다.

물론 의료 관계자라면 누구라도 병을 고치고 싶다는 일념과 환자를 살리고자 하는 선의에서 최선을 다해 치료에 몰두할 것이다. 환자 또한 지푸라기라도 잡는 심정으로 의료 관계자들을 믿고 항암제를 복용하고 방사선 치료를 참아가며 수술의 고통도 인내한다.

이렇게 의사와 환자는 암을 극복하고자 온갖 노력을 기울인다. 그러나 약8할에 이르는 엄청난 수의 환자들이 암치료 과정에서 이들이 부작용으로 인해 세상을 떠난다. 이제 의사도 환자도 더 이상 이 냉엄한 현실을 외면해서는 안 된다.

의료 과오로 인한 업무상 중과실치사이다.

먼저 우리가 알아야 할 사실은 이것이 엄연히 업무상 중과실 치사 일본형법 제211조 등에 따른 의료과실사건이라는 점이다.

'의약품 첨부문서'에 실린 항암제에 관한 부분을 살펴보면 '사망' 등 중대한 부작용에 대한 결과회피 의무와 회피방법이 명시되어 있다. 그럼에도 이를 준수하지 않아 환자를 죽음에 이르게 한 경우, 중대한 부작용에 대한 '예견', '회피' 의무를 위반한 혐의로 업무상 중과실에 따른 책임을 물어야 한다. 방사선 조사나 수술의 경우도 마찬가지이다. 그런데도 환자들은 이를 알아차리지 못한다. 암 치료의 부작용으로 인해 죽었음에도 '암으로 사망'했다는 의사의 선고만 맹신한다. 의사 자신도 '치료' 때문에 환자를 죽게 했다는 인식은 거의 없다. 이 얼마나 소름끼치는 상황인가.

제2차 세계대전 이후, 암 치료로 인해 희생당한 이들의 수는 천오백만여 명에 이른다. 이는 태평양전쟁으로 인한 사망자수의 약5배에 이르는 수치이다. 이 천인공노할 비극이 난무하는 현실에 국민들 대부분은 무지몽매할 뿐이다. 그 배경에는 의학 분야의 가공할 세뇌교육이 존재한다. 게다가 전 세계적으로 의료계의 이권을 독점한 대기업 제약회사 등의 은연隱然한 힘이 진실을 압살해 왔다.

암 치료 희생자의 유가족들이 나서서 고소한 일이 좀처럼 볼 수 없었던 이유도 바로 이러한 실상에 국민들이 무지했기 때문이다. 그러나 이제는 국민들도 서서히 현실을 직시하기 시작했다.

다음은 현대 의학 분야에 상종한 폐해들이다.

1. 약 9할에 이르는 병은 치료하지 못한다.

2. '자연치유력'에 대해 가르치지 않는다. '생명의 본질'을 묵살하는 만행이 벌어지고 있다.

3. '약물 요법'만 중시하는 우행遇行을 저지른다. 석유이권 및 국가이권과 유착한 배경

4. '식食'과 '심心', '체體'가 지닌 힘을 묵살한다. 자연요법을 인정하지 않고 묵살, 탄압한다.

5. 병원의 파업이 급격한 사망률 감소의 원인임이 증명되었다. '살인의료'를 입증하는 냉엄한 사실

6. '의학보고서'는 거짓말투성이다. 과학지에 실린 데이터의 반 이상은 무효하다.

7. 의학부에서는 '치료법'을 가르쳐 주지 않는다. 병명과 약명만 암기하면서 보내는 6년간

8. 유착의 산물인 '치료 가이드라인', '지침'을 작성한 의사에게 전달된 거액의 기부금

9. '항암제는 효력이 없다.' 후생노동성 간부 왈 : 무효과인줄 알면서도 대량투여하는 광기

10. 미국의 '암 전쟁' 패배선언도 극비에 부쳐지다. 이제 암 치료 3대 통상 요법의 무효력은 상식이 되었다.

11. 암환자의 8할은 죽이게 된다. 이 사실을 '지적'한 논문을 파기 해버린 학부장

12. 암시장癌市場에 이어 비만과 정신치료 시장으로 옮겨 가다.

대사증후군이나 마음도 약으로는 고칠 수 없다.

13. 약물 장기 복용 중심의 정신의료도 미치기 마찬가지. 환자에게는 평생 약물중독 지옥이, 제약회사에게는 돈방석

14. '의약품 첨부서' 묵살 현장 위기 회피 매뉴얼을 읽는 이는 없다.

15. 살인죄 등의 형사범죄가 횡행橫行하는 병원 미연의 고의살인, 업무상 과실치사죄

16. 의사와 환자 모두 세뇌 당하고 있다! 자연치유만이 병을 고친다.

암세포 무한증식론은 새빨간 거짓말이다.

TV업계에서 그토록 금기시 되었던 암 보도에 새로운 변화가 찾아왔다.

2008년 1월 21일 방송된 '츠크시 태츠야 NEWS 23'. 앵커인 츠크시 태츠야씨가 하얀 모자를 쓴 모습으로 화면속에 등장했다. 그가 폐암으로 요양 중이라는 사실은 이미 잘 알려져 있다. 하얀 모자는 항암제의 영향으로 듬성듬성 빠져 버린 머리카락을 감추려는 의도임을 미루어 짐작할 수 있었다. 그리고 나지막한 목소리로 시작한 그의 첫 마디에 귀가 번쩍 뜨였다.

"여러분이 모르고 계셨던 한 가지 사실을 알려드립니다. 우리 인간의 체내에서는 어느 누구 할 것 없이 매일 약 5,000개에 이르는 암세포가 생성된다고 합니다."

이는 결코 누설해서는 안 될 현대 암 산업계의 암묵적 규율이었다. 건강한 사람이라도 매일 5,000여개의 암세포가 체내에서 생성된다. 만에 하나라도 이 사실을 인정하게 되면 암 산업의 주축을 이루던 그들의 존재기반 이권기반이 무너지고 만다. 무엇보다 현대의학이 의거하던 루돌프 피르호Rudolf Virchow의 주장 암세포 무한증식론이 붕괴될 것이다.

의학교과서의 맨 첫줄에 쓰였던 내용이 새빨간 거짓말임을 인정하는 셈이 된다. 암 검진이 엉터리이자 고도의 속임수임이 만 천하에 드러나고 나는 것이다. 이제 더 이상 심각한 표정과 온갖 협박으로 건강한 사람을 순식간에 암환자로 둔갑시켜 항암제, 방사선, 수술의 늪에 빠진 생활로 몰아넣는 대박상술은 통하지 않는다. 그렇기에 민영 방송사 유명 앵커의 발언은 암마피아들의 이권구조에 지각변동을 일으킬만했다.

'나는 무지했다' TV앵커의 독백

츠크시 태츠야씨의 고발은 끝이 아니었다.

"매일같이 이 많은 수의 암세포가 자라는데도 우리들이 암에 걸리지 않는 이유는 바로 자연살해세포 즉, NK세포라 불리는 면역세포가 하루도 빠짐없이 암세포를 공격하기 때문입니다."

화면에서는 현미경으로 들여다본 NK세포의 활발한 암세포 공격 영상이 방영되고 있었다.

"NK세포는 심적 변화의 영향을 크게 받는 세포입니다. 따라서 기분이 가라앉으면 그 수가 줄어들지만 크게 소리내어 웃거나 긍정적인 마을을 가질 때는 수가 늘어난다고 합니다."

이는 명백히 '마음'의 암 치료효과를 인정하는 순간이다. 화면에서는 암 치료를 위한 '보람 요법', '웃음요법' 창시자인 이나미 지로 의사, 스바루클리닉 원장이 등장하였고 이어서 이들 요법의 구체적인 예로서 몽블랑 산에 오를 수 있었던 암환자의 사례가 소개되었다. 또 '암을 극복하며 사는 보람요법의 현주소'라는 제목으로 암이 산소에 약하다는 점에서 착안한 기공 호흡요법의 효용에 대한 곽림신기공협회 대표 만다 야스타케씨의 설명이 이어졌다.

이뿐만 아니라 일반적으로 알려진 암의 3대요법과 함께 보람요법들을 도입한 신개념 통합요법과 대체요법의 필요성에 대해서도 본 프로그램은 강조하였다. 츠크시 태츠야씨는 마지막으로 이런 말을 남겼다.

"제가 얼마나 무지했는지 반성을 하게 됩니다."

그리고 함께 지어 보인 그의 온화한 미소가 참으로 인상 깊었다.

그는 방송에 앞서, 우리의 주장이 담긴 '항암제가 살인을 저지르고 있다.' 등과 같은 자료를 살펴봤음이 분명하다. 비록 방송은 여전히 가야 할 길이 멀다는 아쉬움을 남기는 수준에 머물렀지만 대중매체가 이렇게 과감히 암 치료의 진실을 파헤쳤다는 점에서 상당히 의미 있는 진보였다고 평가할 만하다.

5. 암을 고치고 예방하는 면역과 식생활 습관

1) 암은 고칠 수 있다.

현대의학이 얼마나 발달하였는가? 그럼에도 암으로 죽어가는 사람들이 날로 늘어만가니 참으로 안타깝다.

통계청에 따르면, 2005년 암 사망지는 모두 6만 5479명으로 전체 사망 원인 중 가장 큰 비율을 차지했다.

현재 전 세계 인구 60억 명 중 18~20억명이 암으로 인해 희생될 것이 예고되고 있다. 이 추세대로라면 앞으로 암으로 죽는 인구가 50%에 육박할 것이라는 끔찍한 계산이 나온다.

미국에서는 암으로 죽는 사람이 일년에 70만 명, 우리나라는 6만 5천명, 하루에 170명씩 죽는다.

대한민국 의료소비자 시민단체에서도 2002년에 '암 치료는 없다.' 라는 충격적인 보고서를 발표하여 암 환자들을 절망케하였다.

일본 국립 암센터 1대, 2대, 3대 원장이 모두 암으로 사망하였다. 우리나라 Y대학병원 초대 암센터 원장 L박서 또한 폐암 말기로 '평생 암치료 전문 의료인으로 살아왔지만 현대의학의 한계가 이런 것인 줄은 몰랐다.' 라고 하면서 죽었다.

암은 5년 생존율을 따지는 유일한 병이다. 암 진단을 받고 치료후 5년 이상 생존자에 한해서 완치란 말을 쓴다. 킨제이 보고서에 의하면 암 판정 후 5년 생존율은 30%이고, 80%의 암환자가 5년 내에 사망한다.

말기암의 경우 5년 생존율이 1%도 안된다고 한다. 돈 있고 권세 있는 사람들은 암에 걸리면 미국에 가서 치료를 받지만 미국의 통계에 암 재발율은 90%로 나와 있다.

현대의학이 암을 근본적으로 치유하지 못하는 것은 섭리를 모르기 때문이다. 의사가 창조섭리를 모르거나 무시하고 수술이나 약물 치료만 하면 암을 완치할 수 없다.

암은 생활습관병이다. 원인 없는 병은 없다. 잘못된 식생활 습관을 고치면 불치병은 없다.

식생활 습관을 잘하면, 암은 분명히 고칠 수 있다.

2) 암은 위대한 자연치유력면역이 고친다.

현대의학에서는 무조건 '암은 조기발견, 조기치료가 중요하다.' 고 강조한다.

누구든지 암이 발견되면 조기치료를 서둘러 받기를 원한다. 과연 암을 조기에 발견, 치료하는 것이 이로운 것일까, 해로운 것일까? 사실 암은 조기발견, 조기치료만큼 해로운 일도 없다.

초기 암환자가 실제로 수술, 병실예약 등의 절차 때문에 2~3주간 기다리는 동안 암이 사라진 경우를 종종 본다. 암은 한번 생기면 그대로 있는 것이 아니라 생겼다 없어졌다를 반복한다. 림프구가 많고 면역력이 높은 상태라면 암은 소멸되지만, 조금 면역력이 떨어지면 다시 부활하게 된다.

그런데도 현실은 암이 진단되면 병원에서는 서둘러서 그대로 치료를 해 버린다. 그 결과는 어떻게 될까? 암환자가 아닌 사람에게도 암 치료를 해 버리는 결과를 초래한다.

그리고 문제는 정밀검사 등의 결과를 초조하게 기다리는 동안 환가가 불안, 공포에 질리게 되는 일이다.

'암이면 큰일인데!' 하고 강한 공포를 느끼면 교감신경이 극도로 긴장하여 림프구가 감소해 버린다. 이렇게 되면 암이 아닌 것이 암이 되고, 자연히 소멸되었을지도 모르는 암이 진짜 암으로 성장해 버린다.

그렇기 때문에 무엇보다도 암! 하면 겁부터 먹는 일이 없어야 한다. 무엇보다도 암에 대한 공포에서 벗어나는 것이 가장 중요한다.

그리고 면역력을 억제하는 치료는 받지 않아야 한다. 만약 그런 치료를 받고 있는 경우에는 즉시 중단하지 않으면 안된다.

암이란 우리가 생각하는 만큼 그렇게 무서운 것이 아니다. 암세포는 놀랍게도 매일 3,000~5,000개가 체내에서 생긴다. 그런데 어째서 발암까지는 가지 않는 것일까?

항상 우리 몸을 순찰하는 NK세포가 '변질된 세포'를 이물질로 판단 공격해서 대개는 소멸되어 버리기 때문이다.

실험실에서 쥐에게 암을 발생시키려면 암세포 100만개나 주사해야 한다. 몇 천개의 암세포는 림프구에 의해서 간단히 처리되어 암 따위는 발생하지 않는다.

그러나 면역력보다 암세포의 증식력이 강해지면, 암세포는 증식하여 눈에 보일 정도의 종양으로까지 자란다. 이렇게 되면 암이 뚜렷이 발병한 것이다.

암이 발병하면 이젠 면역의 힘으로는 어찌할 도리가 없는 것일까?

물론 그렇지 않다. 암은 열에 약하다. 체온을 높여주면 교감신경과 부교감신경이 균형과 조화를 이루고 면역의 힘이 소생한다. 그래서 NK세포 경찰세포가 암세포를 공격함으로써 암이 소멸된다.

히포크라테스는 '인체에 100명의 의사가 있다.'고 했다. 이것이 바로 암을 치유하는 위대한 자연치유력Homeostasis이라는 것이다.

3) 당뇨병은 약을 끊으면 치료된다.

　당뇨병을 포함한 모든 만성 질환은 영양 상태의 균형이 깨지고 영양소가 빠진 자리에 합성 화학 물질이 채워지면서 면역 체계가 무너졌기 때문에 발생한다.
　당뇨병은 인슐린 같은 약으로는 절대 고칠 수 없다.
　병원의 처방약을 통해 잠시 증상만 완화시키는 치료법은 오히려 췌장의 기능을 더 약화시켜 결국에는 일생 동안 인슐린에 중독되어 인슐린을 입에 문 채 고통 속에서 죽게 될 것이다. 그러나 주류 의사들은 모든 질병을 약물로 치료하려고 한다.
　실제 당뇨병을 제대로 관리하지 않으면 다리 절단, 실명, 신장병 등의 합병증을 일으킬 위험성이 있으므로 평생 동안 당뇨병 치료제를 통해 혈당 수치를 잘 관리해야 한다는 '당뇨 환자 수칙'은 제약회사와 주류 의사들이 만들어낸 허구다. 다리를 절단하거나, 실명하거나, 신부전증 등을 앓고 있는 환자들은 대체로 고혈압, 골다공증, 각종 감염성 질병 등을 공통으로 앓고 있기 때문에 혈당수치가 높다는 결과를 가지고 당을 제대로 관리하지 못해 합병증을 일으켰다는 것은 추론일 뿐이다.
　사실 다리절단, 실명, 신부전증 등은 혈당이 원인이 아니라 당뇨병 치료제의 부작용으로 혈관이 응고되고 따라서 혈액이 정상적으로 흐르지 못해 일어나는 증상이다.
　인체 내에 인슐린을 외부에서 오랫동안 투여하면 인슐린 생성 기관인 췌장은 영원히 퇴화하고 결국 평생을 약에 의지한 채 삶을 영위해야 한다. 반면 미국 『당뇨병모니터』는 이전에 알고 있던 인식으로부터 자유로워질 것을 강조하며 "당뇨병은 약으로 치료될 수 있는 것이 아니라 가공식품과 약을 피하고, 채소와 과일, 오메가 지방 같은 인체가 필요로 하는 건강한 음식을 먹으며, 적절한 운동을 유지하면 쉽게 치료할 수 있다."고 했다.

4) 만성질환은 현대의학으로 치료되지 않는다.

현대의학은 이비인후과, 신경과, 안과, 내과, 혈액과, 종양과 등 20여개의 분야로 나뉘어져 각자 그 부분에만 집중한다.

내과만해도 소화기내과, 순환기내과, 호흡기내과, 내분비내과, 혈액종양내과, 신장내과, 류마티스내과, 감염내과 등 10여개의 분과로 분류된다. 그러나 인체는 조립한 기계가 아니다. 전체가 하나로 연결되어 있는 신비로운 생명체다.

현대의학은 부분적으로 유방암이 걸리면 유방을 잘라내고 당뇨병이 악화되어 발에 상처가 나면 다리를 끊어 버린다.

뇌에 암이 걸린다고 머리를 짜를 수는 없지 않는가.

암, 당뇨, 고혈압 등 모든 만성질병의 원인은 하나다. 원인 없는 병은 없다. 현대의학은 근본원인은 고치지 않고 각 부위에 나타나는 증상만 일시적으로 억제하려고 하니 병이 낫겠는가.

병의 근원이 되는 노폐물을 제거하고 피를 맑게 하면 당뇨병, 고혈압, 눈병, 콧병, 위장병, 피부병 등 모든 병이 한꺼번에 근본적으로 치유가 되는 것이다.

인체가 병이 들면 그 부분만을 따로 떼어서 고칠 수가 없다. 우리의 몸은 면역체계가 회복되면 어느 한 가지 병이 아니라 그 사람의 몸에 있는 모든 질병이 동시에 사라진다.

나무만 보지 말고 숲을 보아야한다. 몸 전체를 하나의 생명체로 보고 건강을 회복하는 것이 중요하다.

첨단의료기기로 짤라 수술하고 독약 항암제을 투여하고 독가스 방사선를 쪼여도 못 고치는 모든 암을 동시에 고치는 방법이 신비로운 식사. 영양요법이다.

문제는 주류 의사들이 암환자에게는 수술, 항암치료, 방사선치료를 권하지만 정작 의사 자신들이 암에 걸렸을 때는 대부분 항암치료와 방사선치료를 거부한다는 사실이다.

항암치료와 방사선치료가 비용은 고가지만 뚜렷한 치료효과가 없고 오히려 고통 속에서 생명만 단축시킨다는 사실을 알기 때문이다. 사실 예전에 매독환자가 매독으로 죽어간 것이 아니라 맹독성 물질인 수은으로 죽어갔다.

마찬가지로 오늘날에도 암환자는 암으로 죽는 것이 아니라 항암제와 방사선으로 죽어간다는 사실을 알아야한다.

대부분의 당뇨병, 고혈압, 신부전증, 심장병, 관절염 등 만성질병 환자들은 현대의학에 속아 재산과 생명만 빼앗길 뿐이다.

모든 질병을 기계에 의한 수치로 판단하고, 모든 질병을 동일한 방법으로 치료하는 주류의사들은 비만을 약이나 수술로 치료해야 할 질병이라 한다.

또 우울증을 마약으로 치료해야 할 정신질환이라고 하며 여성의 노화에 폐경이라는 병명을 붙여 합성화학물질을 쏟아 붓기도 한다.

대부분의 의사들은 만성질병의 원인을 모르거나 무시하기 때문에 근본치유는 하지 않고 합성마약인 진통제로 일시적으로 증상만 완화하는 것이다.

몽땅 약으로 당장의 증상만 없어지면 병이 치료된 것으로 착각하기 때문이다.

2부

암을 고치는 면역과 면역요법

1. 암세포의 특성

1) 암의 발생과 전이

 사람의 몸은 세포라고 하는, 단백질 용액이 든 조그마한 셀로판 모양의 자루로 구성되어 있다. 이 세포는 정상적으로 일정한 질서에 의하여 분열과 증식을 거듭한다. 그런데 어떤 원인에 의해서인지 이런 질서가 깨어지면서 세포의 모양이 이상하게 변하고 무한 성장과 분열을 하게 되는데, 이런 세포조직을 종양 혹은 암이라고 한다.
 정상적인 세포는 같은 종류, 같은 작용을 하는 것끼리 모여서 조직을 이루고 있다. 그런데 암 세포는 크기나 배열이 제각기 딴판으로 되어 있다. 염색체의 수도 정상수의 46개에서 50~60개로 늘어나 버린다.

  우리 몸에 비정상적으로 생기는 종양은 대개 양성종양과 악성종양으로 나뉜다.

  악성종양은 우리가 속칭 암이라고 부르는 것으로 이 중에는 암종, 육종, 기타 여러 가지 명칭으로 불리는 종양이 포함되어 있으나, 그 중에서 암종이 제일 많다.

  악성종양은 주위의 정상 조직을 파먹어 가며 증식을 해서 임파관이나 혈관을 통하여 신체의 모든 부분으로 퍼지게 되는데, 주위에 있는 임파선으로 제일 먼저 가서 그 임파선이 혹처럼 커지는 것을 볼 수 있는데, 이것을 전이라고 한다.

  이러한 암은 수술을 해서 떼어내도 뿌리가 조금이라도 남아 있으면 다시 싹이 돋고 가지가 퍼지는 것처럼 커진다. 이것이 재발이다.

  암은 한편으로는 자라면서 다른 한편에서는 파괴되는데 그 과정에서 독소가 생산되어 피 속에 흡수된다.

  이때 환자는 빈혈이 심해지고, 몸이 극도로 마르고 쇠약해지며 나중에는 손발과 전신에 부종이 발생하게 된다. 이것을 악액질이라고 부른다.

  암은 일반적으로 40세 내지 50세 이후의 노년기에 많이 생긴다. 또 고령에서는 오히려 발생 비율이 줄지만, 20 내지 30대의 젊은이에게 발생하기도 하고 드물게는 어린아이에게 생기는 수도 있다.

  발생 장소도 인체 어디나 예외가 없어 위, 유방, 자궁, 피부, 직장 등에 흔히 나타나며, 폐, 장, 방광, 상악, 음경, 혀, 간, 난소, 목, 신장, 뇌, 임파선, 식도 등에서도 많이 볼 수 있다.

환자가 어떤 이상 증세를 느끼게 되면 이것은 벌써 암이 상당히 진행된 상태로 보아야 한다. 위암의 경우 환자가 이상 증세를 자각하여 암이 아닌가 의심하게 될 때는 이미 그 암의 발생 시초는 2년 전으로 계산하는 것이 옳다는 사람까지 있다.

2) 암세포의 특성

원래 보통 세포의 유전자에는 암을 일으킬 수 있는 유전자도 포함되어 있다.

건강하고 정상적일 때 이 유전자는 잠을 자고 있다. 그런데 이것이 어떤 자극을 받으면 눈을 떠서 활동을 시작하여 암이 발생된다고 한다. 이때 자극을 줄 수 있는 물질을 발암물질이라고 하는데, 갖가지 해로운 화학물질 또는 발암 바이러스 등이다. 이렇게 되면 세포의 성장, 분열, 통제 기능이 소실되어 암세포는 미친 듯 제멋대로 증식하게 되는 것이다.

이런 미친 암세포를 발생시키는 물질에는 두 종류가 있는데, 암을 직접 일으키는 발암물질 같은 것을 이니시에터initiator라고 하고, 발암을 촉진시키는 것을 프로모터promoter라고 한다. 그러므로 우리 체내에 암을 일으키는 이니시에터가 있더라도 프로모터가 없으면 암이 발생되지 않는다고 한다.

암세포는 다음과 같은 네 가지 특성을 가진다.

첫째, 자율성自律性

암세포는 몸세포의 통제를 전혀 받지 않고, 제멋대로 그리고 매우 빠른 속도로 분열한다. 그리고 그 왕성한 암세포 발육으로 인해 영양분과 대사 과정도 매우 왕성하여 정상 세포로 공급되어야 할 영양물질을 빼앗아 간다.

둘째, 특이성特異性

암세포의 형태, 모양 및 성질은 정상세포와는 전혀 다른 양상을 보인다.

셋째, 침윤성浸潤性

침윤이란 어느 한 부위에서 생겨난 암세포 수가 점차 늘어나면서 조직 내 및 주위로 파고 들어가는 상태를 말한다. 이때 정상적인 세포를 밀어낼 뿐만 아니라, 정상적인 부분에까지 마음대로 침입하여 영양분을 섭취하고 증가한다.

넷째, 전이성轉移性

어떤 장애가 있더라도 굽히지 않고 퍼져나가서 어떤 곳이든 가리지 않고 자리를 잡고, 그곳을 근거로 자꾸자꾸 뻗어나간다.

정상세포가 암 세포화되는 것은 어느 날 갑자기 변화되는 것이 아니라 대단히 오랜 세월을 거쳐서 조금씩 암으로 변화되는 것으로 생각된다. 그리고 암으로 변화되는 세포는 바이러스나 세균과 같이 몸 외부에서 침입해 온 이물질적인 세포가 아니고 그때까지 자기 자신과 똑같은 유전자를 가진 세포가 어느 사이엔가 자연히 암화되는 것이다.

어느 한 부위에서 발생한 암세포 집단은 혈관이나 임파관을 통해 멀리 떨어져 있는 다른 장기에까지 암세포를 퍼뜨려 그곳에서 이차적으로 새로운 암을 발생시키는 것이다. 이러한 전이된 암세포 때문에 암은 곧잘 재발하게 되며, 근본적인 치료가 어렵게 된다.

3) 암의 발생 원인

우리 몸에 발생하는 암의 종류는 250여 가지나 되지만 그 발생의 원인은 아직 명확하게 밝혀져 있지 않다. 다만 다음 몇 가지 요인들이 발암에 관련되어 있는 것으로 밝혀져 있다.

첫째는 환경적 요인이다.

모든 암의 80~90%는 환경적 요인에 의해 발생된다. 이를 다시 3가지로 구분하면 물리적 원인으로 방사선, 전리선, 태양광선 등이 있고, 화학적 원인으로는 현재 1,000여 종 이상의 발암성 화학적 물질이 있으며, 생물학적 원인으로서는 바이러스 감염, 호르몬 제제 등이 있다.

그러나 세균에 노출된다고 해서 모든 사람들이 감염성 질환에 걸리는 것이 아니듯이 발암 원인에 노출된다고 해서 모든 사람들이 암에 걸리는 것은 아니다. 개개인의 병에 대한 감수성 정도, 건강상태, 면역체계, 유전적 소인 등 여러 가지 요인이 복합적으로 작용하여, 발암 인자에 노출된 지 수년 이상 수십 년이 지나서 암이 발생하게 된다.

두번째는 후천적 요인이다.
암을 일으키는 후천적 요인으로는 음식, 흡연, 감염증, 환경 공해 등을 들 수 있다. 그 중에서 특히 음식은 전체 암질환 발생의 35%에 관련되는 요인이다. 우리나라 사람들에게 많은 위암, 대장암, 직장암 등 소화기 계통의 암은 특정한 식이 요인과 밀접한 관계가 있는 것으로 밝혀져 있다.
특히 짠 음식, 절인 음식, 불에 태운 음식 등은 위암 발생의 위험인자가 된다. 또 동물성 지방이나 불포화 지방산이 많은 음식은 대장암의 발생요인이 된다. 우리나라 사람들에게 위암 발생률이 높은 이유가 음식과 연관되어 있다는 것은 이미 널리 알려진 사실이다.
그런가 하면 흡연자는 비흡연자보다 폐암에 걸릴 확률이 15~64배나 높은 것으로 나타났다. 이는 흡연량이나 흡연 기간과 직접적으로 관계가 있다. 담배 연기 속에는 약 3,800여 종의 물질이 들어 있는데, 그 중에는 타르를 위시한 벤조피린, 탄화수소, 나프틸아민 등 여러 가지 발암 물질이 포함되어 있어 폐암과 밀접한 관계를 가질 수밖에 없는 것이다.

우리나라에서는 근래 폐암의 발생률과 사망률이 다른 장기의 암에 비해 급격히 증가하는 추세에 있다.

세번째는 바이러스 감염 등, 감염 질환에 의한 발생이다.

암을 일으키는 원인 중 감염질환이 차지하는 비율은 10%이다. 폐암이 많은 우리나라에서는 B형 간염이 간암으로 진행되는 경우가 많다. B형 간염 환자의 간암 발생 가능성은 정상인이 간암에 걸릴 가능성보다 250배 정도 높다.

유두종 바이러스는 자궁암의 발생과 관련이 있다고 알려져 있으며 그 외의 바이러스도 암 발생과 관련이 있다고 한다.

네번째는 환경공해로 인한 오염물질이 암을 유발한다.

대기오염도 담배의 영향력보다는 미미하지만 폐암의 발생에 영향을 미치며 그 외 각종 호흡기 질환을 일으키기도 한다. 대기오염의 중요 원인은 황산화물, 질소산화물 등인데 이 자체는 발암성이 없지만 다른 발암물질의 작용을 강화시킨다.

또 석면은 폐암을, 벤젠은 백혈병을 일으키며 과도한 자외선 노출은 피부암을 일으킬 수 있다.

이와같이 상당수의 암은 환경적 요인에 의해서 발생되며 이 중 75%는 개인의 식생활 개선, 금연, 간염 예방 등으로 암을 예방할 수 있다.

다섯번째는 유전적 요인이다.

유전적 요인에 의해 발생하는 암은 전체 암의 약 6%로 추정되며 염색체 이상을 초래하는 질환에서 암의 발생 빈도가 확실히 높다는 것이 조사되었다. 특히 한 가족 내에 여러 명의 암환자가 발생되었을 때는 유전적 요인의 가능성을 염두에 두어야 한다.

여섯번째는 면역체계 이상이다.

우리 몸은 신체 내의 어떤 세포가 이상세포로 변화되는 즉시 이를 제거하여 항상 정상적인 상태를 유지하도록 계속적으로 감시 활동하는 면역 체계를 갖고 있다. 그런데 이러한 인체의 면역 체계 기능이 약화되거나 손상 받으면 암이 발생하는 것으로 생각된다. 면역 결핍증 환자나 면역억제 제제 사용으로 면역체계의 이상이 생긴 환자에게는 암 질환이 더 많이 발생하기 때문이다.

4) 암의 일반적인 증상

암의 직접적인 증상은 암의 발생 부위에 따라 국소적으로 나타난다.

암이 발생하면 고유한 기능이 소실, 방해됨에 따라 발생 부분별로 국소자극 증상, 출혈 등이 나타난다.

일반적인 전신 증상으로는 체중 감소, 쇠약감, 피로감, 무력감 등이 있다. 그러나 암이 전신에 퍼져 있는 말기 환자에게도 특별한 임상증세를 나타내지 않는 경우가 있는가 하면, 사소한 피로감, 통증, 소화불량 등의 증세로 인해 정밀 검사한 결과 암으로 판명되어 충격을 주는 경우도 있으므로 단순히 증상만으로는 암을 조기에 찾기가 무척 힘들다.

따라서 대수롭지 않은 증상이라도 곧 암의 증상일 수 있다는 생각 아래 어떤 자각 증상을 느끼게 되면 검사를 받아볼 필요가 있다.

5) 암의 경고 신호

대한 암협회에서 암의 조기 발견을 위한 경고 증상으로서 암의 9가지 위험 신호를 제정하였다.

▲ 위 : 상복부 불쾌감, 식욕부진 또는 소화불량이 계속될 때

▲ 간 : 오른쪽 상복부 둔통, 체중감소 및 식욕부진이 있을 때

▲ 폐 : 계속되는 마른 기침이나 가래에 피가 섞여 나올 때

▲ 자궁 : 이상 분비물 또는 비정상적인 출혈이 있을 때

▲ 유방 : 통증이 없는 혹덩어리 또는 젖꼭지에 출혈이 있을 때

▲ 대장·직장 : 대변에 점액이나 피가 섞여 나오고 배변 습관에 변화가 있을 때

▲ 혀, 피부 : 잘 낫지 않는 궤양이 생기거나, 검은 점이 더 까맣

게 되고 커지며 출혈을 할 때

▲ 후두 : 쉰 목소리가 계속될 때

6) 암의 종류

암을 분류하는 방법은 크게 두 가지가 있다.

하나는 암이 발생하는 조직 세포의 종류나 특성에 따라 상피세포에서 발생하면 상피암, 선에서 발생하면 선암 등으로 분류하는 것이다. 다른 하나는 암이 발생한 장기의 이름을 붙이는 방법으로 일반적으로 부르는 위암, 간암, 폐암 등의 분류를 말한다.

■ 위 암

위암은 암 중에서도 제일 흔하다고 할 수 있는 것으로 남자에게 제일 많으며 여자에게서는 자궁암, 유방암과 더불어 많이 나타나는 암이다. 원인에 대해서는 아직도 분명치 않으나 체질로 유전된다고도 하며, 만성 위염, 위폴립, 위궤양 등이 상당히 많은 경우에서 위암으로 전이된다고 한다.

■ 직장암

직장암은 위암, 자궁암 다음에 많은 암종으로 대, 소장에 생기는 암종의 60% 이상을 차지한다.

이것도 40세 이상에게서 많이 나타나지만 그보다 젊은 나이에서도 꽤 많이 볼 수 있으며 남자에게 많다. 다른 암에 비해 비교적 수술에 의하여 완치되는 율이 높다. 이 질환도 분명한 원인은 알 수 없으나 직장의 만성 자극, 염증, 협착증, 만성 변비, 궤양성 대장염 등이 원인이 되는 수도 있다.

■ 간 암

간암에는 두 가지 종류가 있다.

그 하나는 간장에서 자생적으로 생기는 것이고, 다른 하나는 다른 장기의 암이 이차적으로 간에 전이를 일으킴으로 말미암아 생기는 것이다. 이차적으로 생기는 암은 대체로 위, 장, 자궁, 폐, 유방의 암에서 전이하는 것이 많고 증세도 대개 그 원발암에 의하여 일어나며, 발생률도 일차적인 암보다 높다. 50세 이상에서 많이 생긴다고 하나, 좀더 젊은 사람이나 어린 사람에게 생기는 수도 있다.

■ 유방암

유방암은 극히 드물게는 남자에게도 생기나 주로 여자에게 생기며 자궁암, 위암 등과 같이 많이 발생하는 암종이다. 40세 내지 50세의 폐경기 전후에 많으나 더 젊은 여인에게서 생기는 수도 있다. 미혼자보다 기혼자에게 많고, 출산한 부인에게 많다. 체질이 유전하는 수도 있으며, 타박상이 그 원인처럼 보이는 일도 있으나, 염증은 별로 관계가 없는 것같다.

주로 출산한 부인에게서 젖망울이 만져지는 예가 많은데 이러한 것은 갑자기 자라나는 것을 볼 수 없으므로 암과는 다르다고 보아야 한다.

그러나 양성종양이 암으로 변하는 일도 있고 또 유두 주위의 오래수년된 습진이 암으로 변하는 수도 있기 때문에 주의하여야 한다. 유방 주변에 종래 없던 딱딱하고 이상한 망울이 만져지면 반드시 전문가에게 상의할 필요가 있다.

■ 폐 암

폐암은 갑작스럽게 많아진 병으로 그 사망률이 미국에서는 위암에 의한 사망만큼이나 많다고 하며, 영국에서도 폐암이 암 사망의 1위를 차지하고 있어 주목을 끌고 있다.

대개 40세~50세 이상의 남자에게 많으며, 그 아래 나이에서도 생긴다.

선경그룹 고 최종현 회장이 이 폐암으로 사망, 한때 경각심을 높여주기도 했다.

■ 전립선암

전립선암은 50세~60세 이상에 생기는 것으로 서양인에게서는 많이 볼 수 있으나 우리나라에서는 그리 흔치 않다. 원인은 분명치 않으나, 그 성장이 고환 기능, 다시 말하면 남성 호르몬과 밀접한 관계가 있다.

■ 방광암

방광암은 양성종양으로는 유취종이 잘 생기며 악성종양으로는 암이 잘 생기나, 우리나라에서 그리 흔한 병은 아니다. 대개 남자에게 많고 중년 이후에 생긴다.

원인은 확실치 않으나, 염증의 자극이 전조가 되는 때도 있으며 아닐린 등이나 기타 암원물질 또는 기생충 등이 관계되는 수도 있다.

■ 자궁암

자궁암은 부인의 암종 중에서 가장 많은 것으로 그 생기는 부위에 따라서, 심부암과 경부암의 두 가지가 있다. 이중에서도 경부암이 자궁암의 대부분을 차지하고 있다.

심부암은 50대 내지 60대의 폐경기 후에 제일 많이 생기며 여성 호르몬을 오랫동안 쓰거나, 자궁의 소파, 방사선 치료 이후에 생기는 수도 있으며, 임신해보지 못한 부인에게 많이 생긴다.

경부암은 30세 내지 70세 사이에 주로 생긴다. 40대에 발병이 제일 많고, 다산부에게서도 생기고, 미산부에게서도 생긴다.

출산에 의한 외상, 미혼모의 잦은 임신중절, 만성 염증 등도 그 원인이 되는 수가 있다고 한다.

2. 암치료 방법

1) 현대의학

 암은 잘 알려져 있다시피 우리나라 성인병 사망률 중 최고를 차지하는 무서운 병임에도 불구하고 아직 정확한 발병 원인이 밝혀져 있지 않다. 그래서 치료법 또한 수없이 많다. 병원에서 하는 수술이나 방사능 치료, 항암제 투여 등은 기본이고 항간에 널리 알려진 민간 처방도 한두 가지가 아니다. 그 중에는 실제로 항암 작용이 있거나 치료 작용이 있는 것들도 있지만 반면에 효과가 터무니없이 과장된 것들도 많다.
 현대의학은 흔히 암을 치료하는 데 수술 요법, 항암약물 요법, 방사선 요법 등을 시행한다. 그러나 암은 그 특성상 조금이라도 암세포가 남아있게 되면 재발하는 성질이 있으므로, 수술시 암덩어리 그 자체뿐 아니라 암 주위의 정상 조직과 임파절까지도 완전히 제거하는 광범위한 수술을 해야 한다. 이는 전체적인 신진대사에 부담과 무리를 줄 뿐 아니라, 재발의 위험성이 완전히 제거되지도 않는다.

항암요법은 암 절제 수술 후 주위에 남아있거나 혹은 재발의 가능성이 있는 부분을 제거하기 위해 사용한다. 현재까지 암에 효과가 있다고 알려진 약물의 종류는 수만 가지 이상이지만 실제로 치료에 사용되는 것은 겨우 수십 여 종에 불과하다.

그런데 항암제는 정상세포에도 작용하기 때문에 반드시 부작용이 있다. 항암제는 특성이 분열속도가 빠른 세포에는 여지없이 작용하기 때문에, 분열속도가 다소 빠른 정상세포도 엄청난 공격을 받는다. 더구나 항암제에 대한 반응은 암의 종류에 따라 각기 다르게 나타나며, 같은 암이라 하더라도 환자마다 반응의 차이가 있으므로 치료의 효과도 달라질 수 있다. 더구나 암세포를 100퍼센트 모두 파괴하는 것이 아닌 만큼 일정 간격을 두고 반복해서 투여해야 하며, 약의 종류도 한 가지만 쓰는 것이 아니라 몇 가지를 복합적으로 사용하여야 치료 효과를 상승시킬 수 있다. 따라서 그에 따르는 위험 부담률을 감수해야 한다.

방사선 요법은 일단 수술로 암을 제거한 뒤 시행하면 효과를 거둘 수 있다. 그러나 매우 효과가 좋은 암이 있고 그렇지 않은 암이 있으며, 암의 악화로 인한 심한 통증을 약화시킬 수는 있다. 그러나 아직까지는 방사선에 의한 인체의 부작용도 무시할 수 없는 상황이다.

2) 현대의학의 맹점

암을 고치기 위해서 무슨 치료든 다 받아보겠다고 생각하고 효과를 기다리는 것은 부작용으로 인한 피해와 고통만 커지게 하는 결과를 낳는다. 혹시 항암제를 투여하면서 그 부작용까지 견디어내면 좋아질지도 모른다는 생각을 할 수 있다. 그러나 그것은 잘못된 생각이다. 항암제의 부작용으로 죽음을 재촉할 수 있기 때문이다. 수술이나 방사선 요법 역시 위험하기는 마찬가지이다. 자연스러운 인체 내 대사에 의해 회복되어야 할 몸이 외부의 화학적 요인이 억지로 조정하려 들면서 인체의 조화를 깨뜨리기 때문이다.

물론 항암제의 치료가 효과 있는 암도 있다. 급성 백혈병, 악성 림프종, 고환종양, 융모상피종, 소아암 등 소위 암의 제1그룹으로 분류되는 암이다. 이들에게는 항암제를 투여하면 눈에 띄게 효과가 나타난다. 그러나 유방암이나 폐암 같은 경우는 항암제를 투여해도 거의 소용이 없거나 대부분 재발한다. 여기서 주목해야 할 것은 흔히 잘 걸리는 위암, 간암, 대장암에는 항암제 투여가 무의미하다는 것이다.

중요한 사실은 기존의 현대의학에서 쉽게 치료할 수 있는 암은

▲크기 1cm 미만의 암, 즉 0기암 ▲1기 미만의 급성 백혈병, 림프종, 상피종 ▲전이되지 않는 양성종양 등이라는 것이다. 암은 크기가 1cm 이상이 되어야 전이가 가능하다. 그 중 좀 큰 것은 떼어내고 나머지 아주 작은 것들은 항암요법이나 방사선 요법을 통해 박멸하는 방법을 쓰는 것이다. 이미 이런 조건을 벗어나서 진행된 암은 현대의학으로도 사실상 손을 쓰기가 어려운 것이 현실이다.

3) 대체요법

우리 몸은 신체 내의 어떤 세포가 이상 세포로 변화되는 즉시 이를 제거하여 항상 정상적인 상태를 유지하도록 계속적으로 감시, 활동하는 면역체계를 가지고 있다. 따라서 이러한 자연적인 면역체계가 잘 활동할 수 있도록 도와주는 것이 모든 병 치료의 기본이다.

바로 이렇게 화학적 약품이나 기기 대신 천연 식품이나 침, 뜸, 명상, 영양 등을 이용하여 환자를 치료하는 치료 방법의 총칭이 바로 대체 요법이다.

일반의학은 전문화, 세분화된 부분들이 있어 환자 자체를 치료한다기보다 병이 난 특정 부위를 치료하려 든다. 그러나 대체의학은 그 원인을 전체적인 신체의 대사에 두고 환자의 병이 생기게 된 근본 원인을 제거해 주고 대사를 원활히 해주는 장점이 있다.

대체의학이 기적적인 치료 효과를 가질 수 있는 이유는 신체의 가장 자연스러운 조화를 추구하기 때문이다. 몸과 마음, 신체와 환경이 조화를 이루게 함으로써 치료의 효과를 극대화하고 질병 치유와 예방에서 환자 스스로가 주체가 되는 것이다. 그래서 무엇보다 나을 수 있다는 신뢰와 확신이 중요한 것이다.

암 환자들의 대부분은 대체요법을 시행하고 있다. 그런데 의사들은 이런 대체요법들의 의학적 결과를 잘 인정하려고 하지 않기 때문에 환자들도 그 사실을 의사에게 알리거나 상담하지 않는다. 그렇지만 모든 병이 그렇듯이 암도 식사·영양을 통한 면역요법과 심리적인 요인에 의한 인체의 치료를 무시할 수 없다. 환자 본인이 일단 그 요법 자체를 믿고 고칠 수 있다는 강한 신뢰를 가지고 시행하면 삶에 의지를 높여 주고, 이것이 인체 자체의 자생력과 치유력을 높여줄 수 있다.

암을 치료하기 위해서 병원에서 하는 기존의 치료법 외의 화학요법을 실시하면 위험하지만, 인체에서 가장 가까운 자연 면역요법은 인체의 저항력을 높여주고 자가치유력을 높여주는 효과를 준다. 화학요법으로는 도저히 할 수 없는 천연의 치료법이다.

4) 암 치료에 대한 또다른 견해

최근에 암의 조기 진단, 항암 치료, 수술 등이 전혀 소용없다는 극단적인 견해를 피력한 일본 교수의 주장이 주목을 끌고 있다. 일본의 곤도 마코토 교수는 암의 조기 검진이 무용하다고 주장한다. 그의 주장은 X선 촬영, 내시경 검사 등으로 오히려 암을 유발하거나 악화시킨다는 것이다. 즉 암을 치료하겠다고 화학적인 여러 요법들을 시행하는 것 자체가 무의미하거나 더 나쁘다는 것이다.

이것은 곤도 교수 한 사람만의 견해가 아니다. 미국의 하딘 박사 역시 '서양의학에서 암의 조기 발견은 곧 조기 사망을 의미하는 것'이라고 주장하기도 했다. 치료 과정에서 여러 가지 치료약과 치료 기기들에 의해 암이 도리어 악화되기 때문이라는 것이다.

이런 주장을 하는 사람들은 암은 사전에 검진받는 것 자체가 무용하다고 말하기도 한다. 일단 검진을 받고 치료에 들어가는 그 순간부터 치료로 인한 악화가 있기 때문이다. 이들의 말에 따르면 전이가 안 되는 종양은 치료가 되지만 전이가 되는 암은 전혀 치료에 효과가 없다는 것이다.

물론 이같은 주장이 현대의학적 논리에서 보면 전적으로 맞다고는 할 수 없으나 중증 암환자의 수술 예후나 방사선 요법, 항암제 투여 등의 후유증 등을 보면 전혀 일리가 없는 주장도 아니다.

5) 암과 단백질

앞에서 설명한 간질환이나 고혈압, 당뇨 등의 병과 마찬가지로 암의 발병 역시 고단백 섭취와 밀접한 관계가 있다. 단백질을 과다 섭취하면 인체 내에 생리적으로 보유하고 있는 암 억제 기능을 상실하게 된다.

사람의 몸에는 암을 유발시키는 인자도 있지만 반대로 암을 억제 또는 제거하는 인자도 있다. 생체의 기능에 무리가 가지 않도록 올바른 식습관을 이행하면 신체가 자율적으로 원활하게 작용하면서 암 인자의 발생을 막아낼 수 있다.

우리 인체 내에서 암 인자의 생성을 억제하고 제거하는 기능을 하는 것이 바로 췌장 효소인 '키모트립신chymotripsin' 이다.

췌장이 하는 일은 크게 세 가지가 있다.

첫째는 당대사를 하는 인슐린의 생산이다. 이 기능에 이상이 생기면 인슐린 부족으로 인한 당뇨병이 생긴다. 인슐린의 작용에 대해서는 앞에서 이미 설명한 바 있다.

두번째는 키모트립신 효소 생산이다. 이 키모트립신의 주작용은 단백질을 분해하는 것이고 보조작용은 암세포를 파괴시키는 것이다.

단백질을 분해하는 것이 주기능인 키모트립신 효소가 암세포까지 파괴시키는 작용을 한다는 것은 시사하는 바가 아주 크다.

세번째는 판크레아틴pancreatin 효소의 생산이다. 이 효소는 지방질을 분해하는 작용을 한다. 지방질의 분해는 간질환과 직접적인 관계를 가진다. 이런 췌장의 세 가지 기능을 통해 보면 단백질과 지방의 섭취가 암과 어떤 관련이 있는지를 분명하게 알 수 있다.

육류는 단백질과 지방질로 구성되어 있다. 따라서 사람이 육류를 먹게 되면 췌장은 육질 속의 단백질을 분해하기 위해 키모트립신과 판크레아틴의 생산량을 늘리고 인슐린의 생산량을 줄인다. 그렇게 되면 앞에서 설명한 것처럼 당뇨가 발생하게 되는 것이다.

키모트립신이 작용 역시 단백질에 의해 방해받는다. 육류를 계속 섭취하면 단백질 분해가 주작용인 키모트립신은 단백질 분해에 모두 동원되기 때문에 보조작용인 암세포 파괴를 할 수 있는 여력이 없어진다.

이렇게 암 인자를 제거할 틈도 없이 모든 효소가 단백질 분해에 동원되는 사이에 암세포가 발생하고 번지게 되는 것이다.

분해할 단백질이 많지 않으면 활발히 할 수 있는 암인자 억제, 제거 작용이 과다한 단백질로 인해 정지되기 때문이다.

결국 섭취하는 양이 많고 적고의 문제가 아니라 육식을 자주 즐기는 사람들일수록 암의 발병률이 높아질 수밖에 없는 것이다.

6) 암과 산성체질

육류단백질, 계란, 우유 포함의 섭취와 더불어 암의 발생과 직접적인 관계가 있는 것이 '산성체질'이다.

인체에 칼슘이 부족하면 산성 체질이 되는데, 칼슘의 양은 고단백 식품인 육류의 섭취에 의해 큰 영향을 받는다. 단백질이 분해되면서 칼슘이 몸밖으로 빠져나가기 때문이다. 따라서 단백질의 양이 많아질수록 밖으로 배출되는 칼슘의 양 역시 많아진다.

  흔히 칼슘을 보충하기 위해 우유를 마시는데 이는 잘못된 생각이다. 우유를 먹음으로써 얻는 칼슘보다 더 많은 칼슘이 우유 속의 인산을 중화하는 데 소모되기 때문이다.

  단순히 특정한 한 식품 속에 어떤 성분이 많이 들어있다고 해서 그것이 체내에 완벽하게 흡수된다고 생각해서는 안된다. 우유처럼 그 식품 속에 들어있는 또 다른 성분 때문에 오히려 역작용이 일어나는 경우가 있기 때문이다.

  육류와 우유 같은 고단백 식품의 섭취로 인해 칼슘이 계속 몸밖으로 빠져나가면 체질은 점점 산성화되는데, 산성 체질은 암을 유발시키는 중요 원인이 된다. 따라서 암에 걸리지 않으려면 체질이 산성화되는 것을 막아야 한다. 곧 육류의 섭취를 삼가야 한다.

7) 암치료와 체질개선

  암의 발병은 식사, 생활습관과 밀접한 관계가 있다. 그래서 어쩌면 암에 걸리지 않는 최선의 방법은 '원시의 식생활'로 돌아가는 것, 그리고 자신의 체질에 맞는 음식을 섭취하는 것이다.

  동물성과 식물성, 뜨거운 것과 찬 것, 알칼리성과 산성, 그리고 좋아하는 식품과 그렇지 않은 식품들을 골고루 체질에 맞게 섭취해야 한다. 이때 동물성 지방보다 식물성 지방을 더 많이 섭취해야 한다. 식물성 지방은 세포 깊숙이 침투해 분해가 잘 되지만 동물성 지방은 세포 속으로 완전히 침투하지 못하고 세포와 세포 사이의 대사 작용을 방해하기 때문이다. 이러한 체질 개선 방법은 대체요법에서 주장하는 식사·영양을 통한 면역요법과 같은 맥락의 치료법이다. 생식, 자연식을 골고루 섭취함으로써 자연스럽게 체질의 변화를 유도하고 유지시키는 것이다.

8) 암 치료와 대체요법

암의 근치 방법은 바로 전신면역요법이다. 심신이 온전하게 되어야 암의 뿌리가 빠지게 된다. 수술하고 항암제 주사를 맞고 해도 근치가 되지 않는 이유도 그것이 전신요법이 아니기 때문이다.

암은 의사가 고치는 것이 아니라 마음을 포함한 자신의 몸이 병을 고치도록 해주어야 한다.

세균은 약으로 죽일 수 있다. 그러나 암은 세균이 원인이 아니다. 그렇기 때문에 온전한 영양으로 대사기능을 통하여 세포 속에 필요한 영양과 산소를 충분히 공급하여야 한다.

특히 암은 산소를 극도로 싫어하는 혐기성 세포에다 열에도 약하기 때문에 세포에 신선한 산소와 충분한 영양을 공급하는 세포 영양 요법이야말로 암을 위시한 고혈압, 당뇨병 등을 완치할 수 있는 치료법이다.

3. 투병자세와 예방법

1) 암 투병자세

▲ 생명을 주관하는 것은 기계나 항암제가 아니라 하늘이라 여긴다.
▲ 몸이 원하는 것이 무엇인가를 파악한다.
▲ 가능한 화학, 화공, 인공적 돌연변이 음식을 피한다감기약, 항생제, 인스턴트 가공식품 등.
▲ 친화력이 강한 자연식을 먹는다. 선친 때부터 즐기는 음식으로 식단을 짜는 것이 좋다.
▲ 가능하면 그릇은 재래 질그릇을 사용한다.
▲ 자연 과일을 가급적 껍질째 충분히 섭취한다농약 등이 묻어있지

않은 것.

▲ 깨끗한 공기와 물은 필수이다암이 산소를 싫어하는 세포임을 명심할 것.

▲ 나 자신이나 남에게 화를 내거나 증오하지 않는다.

▲ 하루하루 생명 연장에 감사하는 마음을 가진다.

▲ 투병기간 중 몸과 대화를 하면서, 스스로에게 살아야 하는 정당성을 이해시킨다.

2) 암을 예방하는 생활

많은 학자들의 실험과 경험에서 추천하는 암을 예방하는 생활법 몇 가지를 다음에 예시한다.

발암물질과 발암 촉진제를 피하는 것이 가장 중요하다.

동물성 지방은 피하고, 식물성 기름이라도 총 칼로리의 30~40%로 감소시켜야 한다. 육식은 될 수 있는 한 적게 먹고, 먹을 때는 반드시 채소와 함께 먹도록 해야 한다.

과실, 채소, 정제하지 않은 완전 곡식류현미, 잡곡, 누런 밀가루 등를 더 많이 먹도록 하며, 채소 중에서 베타 카로틴을 많이 포함한 것, 예컨대 당근, 호박, 브로콜리, 양배추, 감자, 고구마 등을 하루 한 끼는 꼭 먹도록 습관화하는 것이 좋겠다.

비타민 C도 섭취하여 발암제 나이트로조아민 형성을 방지해야 한다. 담배와 술을 절제하며 소금과 매운 자극제를 피하는 것이 좋다.

발색제, 착색제, 방부제 같은 것을 사용하는 음식은 일체 먹지 않고 쓰지 않도록 조심하며, 신선한 자연 색소로 착색된 것을 골라서 먹도록 하는 것이 좋다.

자연 색소는 석탄, 타르를 원료로 한 인공 색소가 아니므로 안심할 수 있다.

▲ 커피를 너무 많이 마시지 않도록 하며, 특히 위궤양을 방지하기 위해서라도 공복에는 마시지 않는 것이 좋다.

▲ 커피 대신 우리 고유의 인삼차, 율무차, 현미차, 오미자차, 귤차, 보리차 등을 마시도록 하며, 구할 수 있으면 사과식초에 꿀을 타서 마시는 것이 좋다.

▲ 하루 만 보 정도를 걷는 운동이나, 또다른 운동으로 땀을 흘리는 것이 좋다.

▲ 무엇보다도 가장 중요한 것은 마음에 안정감을 가지는 것, 절망감에 빠지지 않고 희망을 갖는 것이 중요하다. '내일 세상의 종말이 온다 해도 나는 오늘 사과나무를 심겠다'고 말한 스피노자의 자세를 갖는 것이 참으로 중요하다는 것이다. 기쁜 마음으로 희망을 가지고 사는 것이 암 예방에 절대적으로 필요하다. 요즘 이런 것을 암의 정신적 예방법심지어는 치료라고 한다. 또한 스트레스를 없애는 방법이기도 하다.

▲ 죽음에 대한 공포를 없앤다.

3) 웃음도 치료약

최근 일본 오카마 현에 있는 자전 병원 이타미 병원장은 20대에서 60대까지의 남녀 19명을 희극 극장에 초대하여 3시간 동안 실컷 웃게 한 다음 이들의 혈액을 채취하여 면역 기능의 변화를 조사했다. 이 조사의 목적은 혈액 중 NKNatural Kill세포의 활성도와 T협력세포와 T억제세포의 비율이 어떻게 변화하는지를 알기 위해서였다. NK 세포 활성화는 특히 암에 대항하는 저항력을 표시하는 지표로 사용된다. T억제세포는 제동장치 구실을 한다. 억제세포의 수치가 낮으면 면역기능이 악화된다.

조사 결과 NK세포의 활성은 정상인에서는 수치 변동이 없었고 활성도가 낮은 사람의 수치는 거의 정상으로 올라갔다. 또 OK4 비율협력세포와 억제세포의 숫자비율 수치가 지나치게 낮은 사람들에게서는 상승하고 높은 사람들에게서는 하강하는 현상을 보였다.

이러한 결과를 보면 웃음이 체내의 면역 기능에 좋은 효과를 가져온다는 결론을 내릴 수 있다. 크게 웃는 것이 암에 대한 저항력을 높인다는 말이다.

4) 믿음의 치유력

사람은 믿고 안심할 때 스트레스가 해소되면서 몸의 호르몬 계통이 다시 조화를 가질 수 있어서 자연치유력을 발휘할 수 있다. 현대 의약품을 복용할 때도 마찬가지다. 약의 효능을 믿지 않고 약을 복용하면 아무런 병도 치료할 수 없다.

1976년 K. 사이몬턴은 자신의 책 〈암과 스트레스의 심리적 인자〉에서 클롭퍼라는 임파암 말기 환자의 실례를 들어 약과 믿음의 관계를 설명했다.

"그는 25년 전에 암 치료약으로 유행한 그레비오진이라는 약을 사용하기를 원했다. 처음에 이 약을 주었을 때 그 환자는 그 약을 대단히 믿었기 때문에 아주 효과가 좋아서 육종 덩어리가 눈 녹는 것처럼 사라지기 시작했다. 그런데 신문에 이 약이 아무 효과가 없다는 것이 발표된 것을 보고 환자는 다시 병상에 눕게 되었다. 그래서 의사는 그를 위로하며 신문에 난 그 약은 너무 오래 되어 변질된 것이라 하고 그에게 평소 약의 두 배를 주사해 주겠다면서 주사를 놓아주었다. 그때 환자는 의사의 말을 믿었기 때문에 병이 다시 회복되었다. 그런데 이때 주사해준 것은 바로 증류수였다. 물을 주사하여도 환자가 믿을 때는 효과가 나타났다. 그것도 암 환자에게서……

그런데 그 후 미국 의학협회와 보건부에서 정식으로 이 약이 효과가 없다고 발표한 것을 읽은 그 환자는 며칠 후 결국 사망했다."

이니에시터 : 발암물질, DNA를 손상시키는 것
· 콜타일

- 담배 연기의 벤자피렌
- 나이트로조아민(Nitrosoamin)
- 방사선
- 곰팡이의 아플라톡신
- 화학물질
- 불에 탄 고기
- 착색 발색제
- 스트레스
- 바이러스 세균

프로모터 : 발암성은 없으나 발암을 촉진시키는 것

발암물질 중 어떤 것은 이니시에터와 프로모터를 겸하고 있음담배연기 등

위암의 프로모터인 소금 위액 중 염산의 농도를 감소시킴

간암의 프로모터인 감미료, 삭카린

방광암의 프로모터인 감미료, 삭카린

피부암의 프로모터인 자외선

장관의 나쁜 균(이니시에터와 프로모터를 동시에 형성)

부정적 감정, 특히 절망감(암 바이러스를 동시에 형성)

뜨거운 음식물에 의한 식도나 위막의 손상(손상된 장소로부터 발암물질이 침투)

4. 면역과 면역요법이 왜 필요한가

　초기·중기뿐만 아니라 현대의학이 포기한 말기암 환자도 면역요법으로 소생한 경우를 이제는 우리 주변에서 흔히 볼 수 있다. 불과 10년 20년 전만 해도 현대의학이 포기한 암환자가 면역요법만으로 살아나는 것을 기적으로만 여겨왔으나 이제는 기적이 아닌 보편적 현실이 됐다.
　전 세계 현대의학계가 이를 인정하면서 수용해 가고 있기 때문이다. 가장 현실적인 방법은 현대의학적인 방법과 함께 면역요법을 병용하는 것이다.
　치료·전이억제·예방할 수 있는 가능성과 확률이 그만큼 더 높기 때문이다. 암환자의 대부분이 무한증식을 하는 암세포에게 영양분을 빼앗기기 때문에 영양실조와 면역력 결핍으로 인한 합병증으로 사망한다는 것이 최근의 암환자의 사망원인에 대한 일반적 이론이다. 따라서 균형 잡힌 영양섭취를 통한 면역력 증강은 환자 치료나 재발·전이 방지, 예방에 있어 필수적이며, 어떤 치료법 못지않게 중요하다. 그러므로 암환자의 식생활은 단순히 식사를 하는 차원만이 아닌 환자의 생명 유지 및 기초 체력 증진, 빠른 회복, 재발·전이 방지를 위한 것이므로 식사와 영양에 대해 올바르게 이해하고, 꾸준히 실천하는 것이 중요하다.

암뿐만 아니라 어떤 병이라도 이기기 위해서는 무조건 체력을 길러야 한다.

균형 잡힌 식생활과 면역기능을 높이는 생활습관은 그래서 반드시 필요하다. 물론 질병과 이를 치료하기위한 현대의학적 치료가 때때로 먹을 수 없는 상황에 이르게 할 수도 있다.

그렇지만 환자는 죽을 생각이 아니라면 충분한 면역요법을 통해 면역력과 체력을 길러야 한다. 다음은 암환자의 일반적인 식사요법이다.

적은 양을 먹되, 하루에 3번 이상을 먹어라. 아침, 점심, 저녁, 많은 양을 먹는 것보다 조금씩 적당하게 자주 먹는 것이 소화하기도 쉽고, 영양흡수에도 도움이 된다.

식사 사이에 간식을 먹어라. 단 간식은 간단하게 조금만 먹는 것이 좋다.

식사를 다양하게 하라. 특히 다양한 색상과 종류의 음식을 먹는 것이 좋다. 새로운 음식으로 입맛을 당기게 할 수 있기 때문이다.

간단한 운동을 할 수 있으면, 식사하기 전에 간단하게 하는 것도 좋다. 입맛이 좋아질 수 있기 때문이다.

가능한 한 기쁜 마음으로 즐겁게 식사를 하라. 식사하는 동안에 가족들이나 친구들과 대화를 나누는 것이 좋으며, 텔레비전을 보거나 음악을 들으며 식사하는 것도 좋은 방법이다.

과일을 많이 섭취해라. 야채와 과일에 함유되어 있는 베타-카로틴의 항암작용이 의학적으로 밝혀졌고, 또한 비타민 C는 암이나 흡연으로 인한 인체의 산화를 방지하는 항산화작용이 있는 것으로 밝혀졌다.

균형 있는 영양섭취는 체내 대사작용을 정상화함으로써, 비정상적인 암세포의 성장을 억제해주며 체력과 면역력을 길러 수술, 방사선, 항암제 치료 등 현대의학적 치료과정에서 수반되는 부작용 등을 최소화할 수 있도록 해 준다. 대부분 식사요법이라 하면 특별한 음식을 준비하여, 열량과 영양소를 계획하여 식단대로 식사하는 것만을 생각할 수 도 있겠으나 사실은 평소의 식생활을 조금만 바꿔도 얼마든지 가능하다.

암세포가 싫어하는 음식을 가급적 섭취해라. 즉 암세포가 싫어하는 체내 환경을 만드는 것이 중요하다.

5. 영양소가 암세포에 미치는 영향

1) 단백질

단백질은 체세포의 구성요소로서 인체를 구성하고 유지시키는 역할을 하며, 각종 효소, 호르몬, 항체의 성분이 된다.
　암세포는 혈관 신생을 통해 건강한 세포의 단백질을 빼앗아서 끊임없이 자신의 세포를 증식시키는데, 단백질을 잃은 정상세포들은 사실상 암세포와 대항할 능력이 없어진다. 그러므로 단백질의 섭취는 암환자들에게 있어 매우 중요하다. 그러나 동물성 단백질은 소화하기가 힘들고, 또 분해과정에서 발암물질과 인체에 유해한 독소가 생성, 장기에 또 다른 영향을 미치므로 되도록 피하는 것이 좋으며, 대신 식물성 단백질의 섭취가 좋다.

2) 탄수화물

탄수화물은 주 열량원으로 각종 곡류, 야채, 해조류, 감자, 과일, 설탕, 꿀 등에 주로 포함되어 있다. 그러나 암세포는 당분을 통해 증식에 필요한 에너지를 취하므로 특히 설탕같은 단순당의 섭취는 되도록 제한해야 한다.

3) 지방

식물성 지방과 동물성 지방이 있는데 탄수화물이나 단백질보다 열량을 2배 이상 낼 수 있다. 그러나 암환자들은 동물성 지방은 가급적 피하고 불포화 지방산과 비타민 E가 많이 포함된 식물성 지방을 섭취하는 것이 좋다. 이러한 식물성 기름으로는 참기름, 들기름, 현미유, 해바라기 기름, 콩기름, 밀눈기름 등이 있다. 그런데 식물성 기름도 가열처리하면 유효한 지방 성분들이 파괴되므로 되도록 튀김, 볶음 등의 조리법은 피하고 무침 등에 양념으로 사용하는 것이 좋다.

4) 비타민 & 무기질

극히 소량 필요하지만, 인체의 생리기능과 중추신경, 자율 신경계를 조절하는 조절 영양소이다. 인체의 정상적인 성장, 발달 및 건강한 신경력 유지에 필수적이므로, 꼭 음식으로 섭취해 주어야 한다.

비타민과 무기질은 특히 항산화제로서 작용하며, 발암물질인 니트로사민의 생성을 억제해 암세포가 확산 또는 전이되지 않도록 인체 면역시스템을 도와준다.

음식으로 섭취가 불가능할 때는 영양보조제 등으로도 섭취하는 것이 도움된다.

6. 암 치료시 나타나는 신체 여러 증상에 대한 대처법

　암환자는 보통 화학요법, 방사선요법, 수술, 면역요법 중 한가지 이상의 치료를 받게 되는데 이로 인해 식욕부진, 입과 목의 통증, 입맛의 변화, 구강건조증, 메스꺼움과 구토, 설사, 변비 등 식사섭취를 어렵게 하는 부작용이 발생할 수 있다. 이러한 증상들이 나타나게 되면 다음과 같이 대처하면 도움이 된다.
　이들 증상의 대부분은 사실상 현대의학적 치료를 받을 때 나타나는 부작용들이다. 특히 항암제를 맞거나 먹게 되면 고통과 부작용이 견디기 어려울 정도로 심하다.

1) 식욕이 없거나 밥맛이 없을 때

식사는 가능한 천천히 한다.
가능한 한 정상적인 일상생활에 많이 참여하도록 한다.
식사시간, 장소, 분위기 등을 가끔씩 바꿔 본다.
식사시간에 얽매이지 말고 시장할 때마다 조금씩 음식을 자주 먹도록 한다.
오이, 신선한 야채, 사과주스와 같은 시원한 무가당 음료를 먹어본다.
좋아하는 음식을 먹는다.

2) 입과 목의 통증이 느껴질 때

씹고 삼키기가 쉬운 부드러운 음식흰죽이나 참깨죽, 으깬 감자, 으깬 채소 등을 먹어 보도록 한다.
부드럽지 못한 음식은 부드러워질 때까지 푹 삶는다.
믹서를 이용하여 음식을 갈아서 먹는다.
맑은 고기 국물, 소스 등과 섞어서 삼키기 쉽게 한다.
입안이 쓰리면 빨대를 사용해보는 것도 좋다.
 너무 뜨겁거나 입안을 자극하는 음식은 피한다.
삼키기가 어려울 때에는 머리를 뒤로 젖히거나 앞으로 기울이면 도움이 된다.

3) 입맛이 변할 때

보기 좋고 냄새가 좋은 음식을 준비한다. 다시 말해 음식을 먹음직스럽게 준비한다.
녹즙기나 믹서기 등을 이용해 음식 재료를 갈거나 으깨서 요리해 본다.
육류, 닭고기, 생선류의 조리시 과즙, 포도주, 드레싱 또는 소스에 재워 향을 좋게 한다.
입맛을 돋우기 위해 자극적인 차, 오렌지, 레몬과 같은 신 음식을 사용하여 맛을 증진 시킨다.
금속류의 식기보다는 유리나 도자기로 된 식기를 사용하는 것이 좋다.
상온으로 음식을 제공한다.
불쾌한 느낌이나 맛을 유발하는 음식은 중단한다.

4) 구강건조증이 올 때

침의 분비를 늘리기 위해 약간 신 음식을 먹는다.

무설탕껌 또는 무설탕의 캔디를 먹도록 한다.
부드러운 음식 등 삼키기 쉬운 음식을 먹는다.
입술 연고 등을 사용해 입술이 촉촉한 상태로 유지되게 한다.
국물이 있도록 조리하여 삼키기 쉽게 한다.
물을 조금씩 자주 마신다.

5) 메스꺼움・구토 증상이 나타날 때

적은 양의 음식을 천천히 자주 먹는다.
통풍이 안되고 덥거나 싫어하는 냄새가 나는 곳에서 식사하는 것을 피한다.
방안을 환기시켜 불쾌한 냄새를 제거하며 옷과 침구를 자주 갈아준다.
음료는 식사 사이사이에 조금씩 나누어 마시며 빨대를 이용한다.
메스꺼운 음식이 있을 때 그 음식을 억지로 먹지 않도록 한다. 그렇게 하면 그 음식이 계속 싫어질 수 있다.
식사 후 너무 급격히 움직이지 말고 약 1시간 정도 휴식을 취한다.
구토증세가 조절되기 전에는 음식을 먹지 않도록 하며 가라앉으면 소량의 유동식미음, 녹즙, 주스, 맑은 고기국물부터 전유동식, 정규 식사로 점차 이행한다.

머리를 약간 높인 상태에서 쉬게 하며 입안을 찬물이나 구강세정제로 헹군다.

증세가 방사선 치료, 화학요법항암제요법 중에 생길 경우에는 치료 1~2시간 전에는 먹지 않는다.

6) 설사

소량식 자주 식사를 하고 충분한 수분을 섭취한다.
상온의 유동식을 먹되, 너무 차거나 뜨거운 음식은 피한다.
염분과 칼륨을 다량 함유한 음식바나나, 복숭아, 자두넥타, 삶거나 으깬 감자 등을 먹어 설사로 인한 체액의 손실을 보충한다.
카페인이 든 커피, 홍차, 탄산음료수와 초콜릿 등은 먹지 않는 것이 좋다.
급성 설사시에는 수액제를 주사하며 금식하고 좀 나아지면 맑은 유동식을 12~14시간 간격으로 섭취하여 장을 쉬게 하고 손실된 체액을 보충하도록 한다.

7) 변비

자기 전이나 아침에 일어나서 차가운 물을 먹어 장운동에 도움을 준다.

　유동식을 많이 섭취하여 대변을 부드럽게 한다.

　배변 1시간 30분전쯤에 뜨거운 음료를 마신다.

　고섬유질 식품인 곡식류, 생채소, 껍질째 익힌 감자, 콩, 배, 오렌지, 딸기 등의 과일을 먹는다.

　걷기 등 매일 운동을 한다.

　누워만 있는 경우 배를 문질러 주면 장운동에 도움이 된다.

　음식 섭취량이 너무 적지 않도록 한다.

　전기패드나 찜질팩 등으로 복부를 따뜻하게 해준다.

7. 암환자에 도움이 되는 식품들

1) 좋은 식품

녹즙

돈나물, 돌미나리. 케일, 컴프리, 신선초, 브로컬리, 씀바귀, 민들레 등을 갈아 식후 200~300cc정도씩 하루 1회~2회 마신다. 그러나 암종류에 따라 녹즙의 영향이 크게 다를 수 있으므로 무조건 이것저것 먹는 것은 좋지 않다.

당근은 암의 종류에 관계없이 지속적으로 복용하면 치료와 전이 · 재발 방지 및 예방에 크게 도움된다.

콩즙

검은콩이나 흰콩을 밤새 불려서 다음날 아침에 살짝 삶아서 믹서기에 갈아 하루에 1컵~2컵 정도 마신다. 콩즙도 암종류에 따라 효과가 전혀 다를 수 있기 때문에 잘 가려서 마시는 것이 좋다. 콩즙을 먹게되면 반드시 국산콩이라야 한다.

과일

식전이나 식후 또는 식간에 토마토나 사과, 당근 등을 갈아서 즙을 내서 마신다. 이밖에 신선한 야채, 버섯류, 해조류, 멸치. 다시마, 미역, 표고버섯, 도라지, 파래, 김, 홍삼, 더덕, 명태국, 소라, 우렁, 재첩, 굴, 해삼, 우엉, 포도, 양배추 등을 자주 먹으면 좋다.

2) 제한 식품

인공 식품이나 인스턴트 식품

발암 물질인 방부제, 발색제, 각종색소 등의 첨가물과 흰 설탕이 많이 들어 있기 때문이다. 예) 라면, 과자, 빵, 햄, 소세지, 통조림, 버터, 마요네즈, 케첩, 청량음료수, 커피, 초콜릿 등

동물성기름

동물성기름은 피를 끈적끈적하게 해서 혈액순환을 방해하여 산

소와 영양분의 공급에 차질을 가져옴은 물론 인체의 면역력을 떨어뜨려 암세포분열을 돕는 체내 환경을 만든다. 예) 돼지고기, 닭고기, 흑염소

 조미료맛나, 다시다, 미원 등, 맛소금맛소금 대신에 구운소금 이나 죽염으로 대체, 설탕(백설탕 대신에 꿀이나 흑설탕으로 대체)

 자극적인 음식 : 너무 맵고, 짜고, 너무 뜨겁고, 너무 찬 음식

 튀김음식

 밀가루 음식통밀이나 우리밀로 대체

 식용유올리브유, 참기름, 들기름으로 대체

 절인 음식, 탄 음식

 모든 찌개, 국의 국물은 멸치, 다시마, 표고버섯, 무로 우려낸다.

 소스는 무, 과일배, 사과, 키위, 딸기…, 꿀, 깨, 현미식초, 레몬, 참기름으로 한다.

 요리법은 튀기는 방법보다는 굽기, 찌기, 끓이기를 한다.

3) 암환자에 도움 되는 식습관

 매일 규칙적으로 충분한 영양소를 골고루 섭취한다.과식, 폭식은 금지

 천천히 꼭꼭 씹어 먹는다.

 충분한 양의 생수를 마신다.몸 안의 노폐물 배설

미네랄, 비타민, 섬유질을 충분하게 섭취한다.

백설탕류의 당분은 가급적 피한다.

회 등의 익히지 않은 날 음식은 피한다.암 환자는 면역력이 약하므로 감염을 피하기 위함

자극적인 음식은 피한다.

과일이나 채소류는 식초물에 30분 정도 담근 후 씻는다.농약 제거

음주, 흡연은 삼간다.

편안한 마음으로 즐겁게 식사한다.

적당한 운동으로 체내에 충분한 혈액순환과 산소 공급을 한다. 걷기, 가벼운 수영, 가벼운 등산, 맨손체조, 탁구, 배드민턴 등

4) 암환자를 위한 기본적인 식단 예

■ 1일째

아침 : 현미밥, 순두부찌개, 시금치, 된장무침, 양배추찜+ 양념간장, 김구이, 오이, 도라지무침

점심 : 나물비빔밥, 감자, 미역국, 순두부, 양념간장, 나박김치, 콩조림, 도토리묵 무침

저녁 : 현미잡곡밥, 청국장찌개, 가지무침, 시금치, 두부, 깨소금무침, 모듬버섯볶음, 다시마찜, 찰토마토

■ 2일째

아침 : 현미잡곡밥, 미역, 두부, 된장국, 깻잎찜, 무생채, 연근조림, 다시마쌈

점심 : 콩나물, 무밥+양념간장, 시금치된장국, 순두부+양념간장, 김구이+양념간장, 상추, 겉절이

저녁 : 현미밥, 콩비지, 표고버섯찌개, 청경채볶음, 김, 파래무침, 봄배추된장무침, 들깻잎김치, 참외

■ 3일째

아침 : 현미밥, 청국장, 도라지오이무침, 파 생채, 버섯, 피망볶음, 뱅어포구이, 파래, 김무침

점심 : 현미밥, 팽이버섯된장국, 통도라지구이, 두부부침, 양념간장, 생미역무침, 콩 조림, 감자잡채

저녁 : 보리, 현미밥, 버섯전골, 양배추쌈+쌈장오이소박이, 호박전, 김, 파래무침, 사과

■ 4일째

아침 : 현미잡곡밥, 팽이버섯, 된장국, 풋고추, 멸치조림, 연근조림, 통도라지구이, 생미역생채

점심 : 현미밥, 버섯, 두부된장찌개, 다시마쌈, 두부소스, 채소무침, 돌미나리무침, 우엉찜, 버섯볶음

저녁 : 현미밥, 무, 다시마 국, 순두부, 양념간장, 도라지무침, 취

나물무침, 녹두빈대떡, 딸기

■ 5일째

아침 : 완두콩, 현미밥, 쇠고기, 미역국, 도토리묵무침, 상추겉절이, 조기구이, 애호박튀김

점심 : 콩국수(오이/토마토), 찜감자, 비름나물, 오이소박이, 연근조림

저녁 : 현미밥, 아욱된장국, 양배추찜+된장, 두부조림, 시금치무침, 김구이+양념간장, 국내산 오렌지

■ 6일째

아침 : 보리, 현미밥, 맑은 무국, 들깨깻잎무침, 잔멸치볶음, 콩조림, 부추겉절이, 호박나물, 다시마쌈

점심 : 현미밥, 두부채소전골, 두부소스 채소무침, 돌나물무침, 우엉조림, 김 파래무침, 오이소박이, 청포묵무침

저녁 : 현미잡곡밥, 배추, 버섯된장국, 풋고추, 감자볶음, 두부조림, 통도라지구이, 김구이, 나박김치

8. 암종류에 따라 도움이 되는 식품들

1) 구강암, 직장암에 유익한 식단례

청국장, 콩음식, 조미료 사용금지

들깨가루, 멸치가루, 천연조미료 등을 사용

과일, 씨앗, 바나나, 호박, 감자, 조, 메밀, 토란, 귀리, 당근, 시금치, 파슬리, 양파, 밀감, 포도, 감, 감잎, 쑥갓, 당근, 샐러리, 신선초, 케일, 마늘, 알파파, 파슬리, 케일, 톳나물, 미나리, 브로콜리, 해초류, 오이, 미역, 콩, 두릅, 버섯, 시금치, 보리쌀, 우엉, 검은깨, 표고버섯… 등 여러 가지 식품을 발효시켜 매일 조금씩 마신다.

충분히 발효시켜야 독성과 부작용이 없다.

2) 암에 유익한 식단례

메주콩을 매일 갈아 마신다.
버섯 균사체 제품을 복용하면서, 인스턴트식품은 먹지 않는다.
야채, 과일, 산양유, 우리밀, 콩, 다시마, 멸치가루, 홍화씨와 감잎차, 느릅차를 마신다.

3) 간 전이 대장암 식단례

당근, 신선초, 케일 등의 즙을 1일 3~5회 정도씩 식전에 150~200cc정도 마신다.
식사 : 강낭콩, 율무, 현미, 보리를 섞은 잡곡밥을 먹으며 영지, 상황버섯, 잎새버섯, 꽃송이버섯, 생마늘 끓인 물을 마시되 매일 생수도 충분히 마신다.
육류, 붉은살 생선, 감기약, 항생제, 화학조미료, 인공색소음료, 인공첨가물, 튀긴 음식, 인스턴트 식품 등은 가급적 먹지 않는 것이 좋다.

4) 중증 간암에 도움되는 식단례

술, 담배 금지. 육류, 흰 밀가루, 흰 설탕, 백미, 유제품, 계란 등은 섭취하지 않는 것이 좋으며 당근즙을 충분히 마신다.

아침 : 호박, 잣 또는 각종 야채와 현미를 이용하여 끓인 죽과 메주콩을 믹서에 갈아서 깨와 꿀을 섞어 먹는다.

점심 : 찹쌀 현미, 멥쌀 현미, 율무, 검은콩, 수수, 조, 보리 등과 반찬류 버섯이나 상추순 등의 채소류를 섭취

저녁 : 고구마, 감자, 또는 제철 과일과 된장국, 청국장 가루와 영지버섯과 대추를 넣어 달인 물을 마신다.

5) 폐암에 유익한 식단례

아침 : 현미죽과 유기농 채소, 청국장 엑기스에 요구르트를 넣어서 먹는다. 30분후 사과, 당근, 케일, 배추, 마 등 뿌리채소와 잎채소를 골고루 섞어서 즙을 내서 마신다.

점심 : 약간 모자란듯한 양으로 현미밥을 먹는다. 반찬은 유기농 채소를 막장에 찍어 먹는다.

간식 : 잣, 검은콩, 검은깨, 호두를 갈아서 죽염을 약간 첨가해서 먹는다. 허기가 느껴질 때마다 토마토를 4등분 하여 올리브유를 살짝 뿌려 데쳐 먹는다.

저녁 : 현미밥, 유기농 채소 반찬

6) 췌장암에 유익한 식단례

기본수칙

췌장암 수술 후 3~6개월간은 간 기능 장애가 남아 있으므로, 간염에 준 하는 식사요법을 실천하는 것이 좋다.

① 음식물이 역류하여 담관염을 일으키는 경우가 있으므로 소화가 잘 되는 고열량식을 소량 섭취한다.

② 통변이 원활히 되도록 하는 것은 매우 중요하다.

③ 식물 섬유가 많이 함유된 식품은 주의해야 한다. 식물섬유는 장내에 들어가서 내용물이 불어나거나 가스를 발생시킬 수 있으므로 섭취시 주의해야 한다.

④ 지방이 많은 음식물도 삼가는 것이 좋다. 수술 후, 얼마간은 담즙이 충분히 분비되지 않기 때문에 지방의 분해·흡수가 어려울 수 있다.

⑤ 수술을 한 경우, 특히, 소화가 안되는 음식물은 피한다. 장이 유착되기 쉬우므로 장폐색 수술 후에 준하여 반 년간 주의하도록 한다.

⑥ 췌장 전체 혹은 일부를 절제한 수술을 받으면 입원중에 혈당을 관리하면서 식사와 인슐린 치료를 받는 등 혈당조절에 유의해야 한다.

⑦ 몇 개월 후 에는 인슐린의 필요량도 감소하는 경우가 많으므로 중증 당뇨병 식사요법과 인슐린 치료를 조율해서 받도록 한다.

⑧ 비타민도 충분히 섭취하는 것이 좋다.

- 적게 먹거나 삼갈 것
① 식물섬유 다량 함유식품인 다시마, 목이버섯, 토란줄기, 들깨, 완두콩
② 지방함유식품인 소시지, 베이컨, 식물성기름, 돼지기름, 소기름, 크림, 땅콩, 호두, 천연치즈

9. 암을 유발하는 음식

1) 태운 음식은 먹지 않는다.

 태운 음식, 곰팡이 핀 음식은 암을 유발하거나 암세포를 증식시킨다.

 따라서 탄 음식과 그을린 음식은 먹지 않는 것이 좋다.
 태운 음식으로는 숯불고기, 햄버거, 태운 생선, 보리차 등을 들 수 있는데, 생선을 태울 때 나오는 연기나 생선 및 육류의 그을린 부분에서 세포를 돌연변이시키는 원인물질이 발견되고 있다. 그러므로 타고 그을린 음식은 암의 발병 원인이 될 수 있는 것이다.

2) 곰팡이가 핀 음식은 먹지 않는다.

땅콩이나 옥수수, 묵은 쌀 등에 피는 곰팡이는 비록 소량이라도 먹지 말아야 한다. 특히 땅콩류에 피는 곰팡이가 내는 독소물질 중 하나인 아프라톡신은 강력한 발암성 물질로, 간암 발생과 직접적인 관계가 있음이 연구 결과 밝혀졌다. 곰팡이가 핀 음식은 아무리 아까워도 절대로 먹지 말아야 한다.

3) 햇볕에 오래 쬐인 튀김은 먹지 않는다.

튀김을 하고 난 기름이 아깝다고 두면서 햇볕이 쪼이면 자외선에 의하여 세포를 상하게 하는 과산화 지질이 만들어지는데, 이것 역시 강력한 발암물질이다. 그러므로 튀김요리는 반드시 만든 즉시 먹는 것이 좋다.
특히 암 환자들에게 튀긴 음식은 좋지 않다. 따라서 기름에 튀기거나, 볶거나, 지진 음식은 아예 먹지 않는 것이 좋겠으나 부득이 기름을 사용해야 할 경우라면 가공해서 만든 일반 식용유보다 씨눈에서 추출한 자연 식용유인 올리브유등을 먹는 것이 좋다.

10. 암을 이기는 자연식단

1) 현미 잡곡밥

여러가지 통곡식을 섞어서 밥을 짓는다. 섬유소와 기울이 많은 통곡whole grains은 거의 모든 형태의 암을 막아 준다.

현미, 현미찹쌀, 통밀우리밀, 통보리, 수수, 조, 율무, 콩, 팥, 흑미를 현미, 현미찹쌀을 위주로 적당히 미리 섞어 두고 필요량 만큼 하루 전에 불러 놓았다가 압력밥솥을 이용하여 밥을 짓는다. 씹기 힘든 환자는 죽이나 미음으로 만들어 먹는다.

이 통곡식들은 함께 섞어 먹을 때에 각각의 유효성분들이 서로 상승작용을 일으켜 더욱 효과가 좋다고 한다. 그리고 이런 통곡식들은 가능하면 농약을 치지 않고 유기 재배한 것들이 좋다.

2) 국류

  된장과 청국장은 단백질, 섬유질이 많고 발효될 때 생성되는 각종 유익한 유산균들이 풍부하여 암 예방에 도움이 된다.
  ① 된장국 ; 건표고, 멸치, 다시마 국물에 현미를 갈아 넣고 된장을 푼다. 부추, 버섯, 호박은 반드시 넣고 그 외에는 자신의 기호에 맞게 재료를 첨가한다. 여기에 항암효과가 뛰어나고 해독 작용이 좋은 쑥을 약간 넣어 먹게 되면 아주 좋다.
  ② 청국장 ; 건표고, 멸치, 다시마 국물에 납작썰기한 무와 배추 김치쪽 익은 것을 사용를 넣고 끓인 후 익으면, 청국장을 넣고 두부, 표고국물 내고 건져 놓을 것, 다진 마늘, 파를 넣고 한소끔 끓인다. 그 밖에 미역국, 감자국, 콩나물국, 무국, 시금치국 등도 활용이 가능하다.

3) 해조류

  미역, 다시마, 파래, 김 등 해조류에는 암을 예방하고 변비를 해소하는 섬유질이 많고, 항암, 항산화 작용을 하는 비타민 A와 C도 풍부하다. 해조류는 체내로부터 해로운 방사능 물질 및 중금속을 배출시키는데 기여한다는 보고가 있다. 다시마 쌈, 미역 쌈, 미역국, 미역무침, 파래무침, 김 무침 등의 식단으로 섭취하면 좋다.

4) 김치

맵지 않게, 짜지 않게 담가서 먹도록 한다. 국물김치열무, 돌나물, 단배추, 무, 미나리, 쪽파, 양파, 풋고추, 배추 김치, 알타리 김치, 갓 김치, 깻잎 김치, 백 김치, 고들빼기 김치 등을 들 수 있다.

5) 생 채소

신선한 채소를 뿌리, 줄기, 잎, 열매채소 등 골고루 섞어서 매 끼니마다 식사를 시작하기 전에 된장 소스에 찍어 먹는다.
 뿌리 채소 : 무, 순무, 당근, 우엉, 연근, 토란, 생강
 잎 채소 : 배추, 양배추, 시금치, 상치, 쑥갓, 파슬리, 셀러리, 미나리, 깻잎
 줄기 채소 : 파, 양파, 부추, 마늘, 죽순, 아스파라거스
 열매 채소 : 오이, 가지, 고추, 피망, 토마토, 호박
 된장 소스 : 된장에 적당량의 현미식초, 멸치 다시마 가루, 황설탕, 마늘, 양파간 것, 볶은 콩가루 등을 잘 섞어서 마지막에 참기름, 통깨를 뿌린다.

6) 나물류

재배된 것이나 산야에 자생하는 나물에는 비타민 A, 비타민 C를 비롯한 각종 비타민과 철분, 칼슘을 주로 한 각종 무기질들 그리고 자연 식이 섬유소가 함유되어 있으므로 농약 살포를 안해도 재배되는 채소를 택하는 것이 좋다.

숙채 : 버섯나물(표고·느타리·팽이 등), 민들레나물, 질경이나물, 미나리 나물, 콩나물, 파래무침, 호박나물, 시금치, 냉이무침, 달래무침, 콩나물, 가지나물

생채 : 고구마, 당근, 양배추, 피망, 오이, 상추, 깻잎, 양파, 버섯, 생미역 무침

조림 : 우엉, 연근, 멸치, 감자, 두부, 콩조림

마른반찬 : 김, 파래, 멸치

7) 콩검정콩, 대두, 약콩

콩에는 종양을 감소시키는 특별한 효과가 있는 성분이 존재하여 항암 효과가 크며, 우수한 단백질의 공급원으로서 섬유질도 풍부하므로 콩조림, 볶은 콩, 초콩 등을 만들어 먹는다.

초콩 : 검정 약콩에 3배의 현미식초를 부어 뚜껑을 덮고 1주일이 지나면 콩을 건진다. 만들어진 초콩은 식전에 20알 정도씩 먹고 콩을 담갔던 식초도 반찬 만들 때 사용하면 된다. 기타 메밀묵, 감자전, 도토리묵, 다시마가루, 참깨가루 등도 좋다.

8) 생선류

조기, 고등어, 대구, 꽁치, 북어구이 등

9) 신선한 제철 과일

과일은 하늘이 준 천연 식품이다. 사과, 배, 귤, 포도, 감, 딸기 등이 좋다. 과일즙으로 복용해도 무방하다.

10) 음료

약차는 먹기 좋고 흡수력이 빨라 기본적으로 복용하는 것이 좋다.

구기자차, 오미자차, 결명자차, 감잎차, 민들레차, 현미차, 우리밀차, 식혜설탕을 넣지 않고 만들면 더욱 좋다. 현미, 현미찹쌀, 율무, 검은콩, 검은깨를 갈아 수시로 마셔도 좋다.

11. 암을 이기는 항암 영양소

1) 암을 예방하는 물질

 최근 식품이나 버섯류에서 발암 억제 효과가 있는 물질이 현대의학에 의해 계속 확인되고 있는데 그 중 중요한 것으로 비타민 A, C, E, 셀레늄, 섬유질 등이 있다.

 (1) 비타민 A베타 카로틴
 당근, 호박, 시금치 같은 녹황색 채소, 양배추, 토마토, 살구, 파슬리, 완두콩, 복숭아, 참외 등에 풍부하다.
 우리 몸의 점막세포를 보호하고 발암과 암의 성장을 억제하는 항암 효과가 있다. 또 면역 세포의 수를 증가시켜 면역 기능을 향상시킨다.

(2) 비타민 C

귤, 파슬리, 레몬, 케일, 포도, 감자, 시금치, 감잎 등 신선한 야채와 각종 산나물에 많다. 항산화제로서 위stomach에서 식품내의 질산염이 아질산염으로 전환되는 것을 막아주고 발암물질인 니트로사민의 생성을 억제해 주며, 암세포를 억제하여 더 이상 확산되지 않도록 주변의 콜라겐 조직을 강화해 주는 동시에 항바이러스, 항스트레스 효과가 뛰어나다.

(3) 비타민 E

참깨, 콩, 수수, 목화씨, 해바라기씨, 녹황색 채소, 간유 등에 많다. 체내에서 불포화 지방산의 산화 결과 생긴 유리기free radical를 억제하여 세포막의 손상과 나아가 조직의 손상을 막아주는 항산화제이다.

(4) 셀레늄 (Se)

셀레늄은 체내에서 생성된 과산화수소를 분해하여 세포의 손상을 방지하는 효소의 성분으로서 강력한 항산화제이다. 다시마, 마늘, 파, 양파, 참치, 굴에 들어 있다.

(5) 섬유질

대장청소의 기능을 하므로 변비 및 대장염을 예방하고 체내의 노폐물 배출, 독성 제거에 중요하다. 현미, 율무 등의 통곡식과 콩, 땅콩, 감자, 옥수수, 사과, 배, 야채, 해조류에 풍부하다.

12. 암에 좋은 물

1) 물

 인체의 오묘하고 복잡함만큼이나 질병의 원인 또한 단순하지 않고 복합적인 것들이 있기 때문에 발생 원인을 획일적으로 결정하기 어렵다. 따라서 예방이든 치료든 반드시 절대적인 방법이 정해져 있지 않다.
 우리 몸의 약 70%는 물로 구성되어 있어 물은 건강과 밀접한 관계를 갖는다. 인간은 1년에 약 1톤 정도의 물을 마신다. 세계보건기구(WHO)는 인류가 깨끗한 물을 마시게 되면 현재 앓고 있는 질병의 80%는 제거할 수 있다고 단언하고 있다. 이처럼 물은 인체에 많은 영향을 미치는 중요한 요소이며, 질병도 치료할 수 있다고 한다.

그렇다면 어떤 물을 마셔야 하는지, 암환자들 뿐만 아니라 암에 걸릴 위험에 노출되어 있는 현대인들은 인체의 70%를 차지하는 물을 어떻게 섭취하는 것이 좋은가.

2) 물의 역할

첫째, 물은 음식을 용해시켜 영양물질을 약 10만km의 혈관을 통해 수십억 개의 모세혈관에 전달하며, 수십, 수백조의 세포에 실어 나르는 일을 한다.
둘째, 영양물질을 흡수하고 남은 노폐물질과 가스를 대소변과 땀을 통해 몸 밖으로 배출시킨다.
셋째, 피곤할 때 몸 속에 쌓이는 물질인 젖산을 몸 밖으로 배출시킨다.
넷째, 소화력을 높이고 세포를 활성화하여 면역기능을 강화시킨다.
다섯째, 진한 독을 묽게 만든다. 흙탕물에 깨끗한 물을 자꾸 부으면 그 농도가 희석되어 처음의 흙탕물이 차츰 묽어지듯이, 물이 우리 몸 속에 들어와 하는 작용도 이와 마찬가지다. 혈액 속에 독이 강하게 퍼져 있으면 물을 많이 마셔 희석시킴으로써 그 독소를 배출해 낼 수 있다.
여섯째, 딱딱한 독을 녹인다. 독이 오래동안 쌓이고 정체되면 그

것이 병이 된다. 물을 자꾸 마셔 병을 유발한 독성분을 닮게 함으로써 독을 제거할 수도 있다.

우리가 마신 물은 입-위-장-간장-심장-혈액-세포-혈액-신장-배설의 순으로 우리 몸을 순환하면서 생명을 유지시킨다. 그 중에서도 특히 중요한 네 가지 신체기능인 순환기능, 동화기능, 배설기능, 체온 조절기능에 작용한다.

물은 위에서 위액이 되고 세포 속에서는 세포액이 되며 혈관 속에서는 혈액이 된다.

허준의 『동의보감』에 보면 '사람마다 건강과 수명이 다른 가장 중요한 원인은 마시는 물에 있다'라는 말이 있다. 우리가 무심코 마시는 물이 이렇게 건강과 수명에 지대한 영양을 미치므로 좋은 물을 마셔야 한다는 것이다.

3) 좋은 물이란?

(1) 산소의 함유량이 많아야 한다.

보통 우리가 '산소'라고 하면 생명을 유지시켜 주는 중요한 것으로서 호흡으로 들어가는 산소만 생각할 뿐, 물 속에 녹아 있는 산소에 대해서는 관심이 없었던 것이 사실이다.

인체에 산소량이 부족해지면 두통이 온다. 특히 1분만 산소가 부족해도 200만개의 뇌세포가 영원히 불능상태가 되며, 3분만 중단

되면 사망에 이른다고 한다.

또한 산소는 몸이 피로할 때 생기는 젖산을 세포에서 몰아내는 역할을 하며, 산소가 부족하면 뼈 사이에 골수가 부족해져서 관절염이 오기도 한다.

이같은 산소는 호흡을 통해서 약 70%가 공급되고 물과 음식물을 통해서 30%, 그리고 피부를 통해서도 약간씩 공급된다.

(2) 유해물질이 없어야한다.

우리가 마시는 물속의 유해물질이란 크게 보면 두 가지이다. 그 하나는 세균이고 또 하나는 중금속 및 화학물질이다.

수돗물은 소독을 하기 때문에 약수보다 세균문제는 안전하나, 수돗물이 입에까지 오는 도중에 거쳐야 하는 긴 수도관에는 녹 등 여러 가지 유해한 물질이 엉겨붙어 있어 그 역시 완벽하게 깨끗하다고 할 수 없다.

수돗물을 섭씨 100℃로 끓이면 대부분의 세균은 죽지만 수돗물의 발암성 물질인 총트리 할로메탄, 클로로 포름, 브로모 포름, 클로로 벤젠, 클로로 메탄은 잔류해 위험성은 그대로 남게 된다.

4) 물 마시는 방법

인체의 모든 세포는 각각 영양 섭취와 노폐물의 배출 즉, 신진대사를 행한다. 그런데 수분이 부족하면 세포의 신진대사가 완전히 행해질 수 없어 몸 속에 노폐물과 독소가 쌓이게 된다.

인간은 매일 2ℓ 정도의 수분을 섭취할 필요가 있는데, 음식을 통하여 약 1ℓ 정도의 수분을 섭취하게 되므로 매일 1.5ℓ 이상의 생수를 마시지 않으면 세포의 신진대사가 원활하지 못해진다.

(1) 하루에 7~8컵 정도의 물을 마시도록 하는 것이 필요한데, 아침 기상시와 취침 전에 2컵, 매 식사 30분 전에 1컵씩 정도로 마시면 된다. 물은 꿀꺽꿀꺽 마시는 것보다 가급적 음미하듯 천천히 마시는 것이 좋다. 특히 위장이 나쁜 사람은 천천히 마시는 것이 좋다. 이렇게 하루에 한 되 이상의 생수를 마시게 되면 좀처럼 병에 걸리지 않게 된다.

(2) 끓이지 않은 생수를 마셔야 한다.

물을 섭씨 100°C로 끓이면 대부분의 세균은 죽지만 물 속의 산소 및 미네랄 등 고유의 생명력도 또한 파괴되어 버린다. 그리고 물 속의 불용해성 물질무기성 광물질과 화학 오염물질과 불휘발성 물질은 더욱 응축, 응고되어 그러한 물질이 체내에 흡수되면 우리 몸속의 중추기관에 그대로 쌓여 위장장애, 신장 결석, 백내장, 동맥경화 등의 원인이 되기도 한다. 또한 물을 끓여 마시면 일반 세균은 죽지만 살아있는 다른 영양소는 파괴된다. 끓인 물을 화초에 주면 화초가 시들고, 어항에 넣으면 금붕어가 죽는다.

13. 암치료를 위한 면역요법의 원조 막스거슨요법

1) 과학적 근거가 있는 거슨요법분자영양학의 이론과 합치

거슨 요법은 결코 근거가 없는 단순한 민간요법이 아니다. 막스 거슨 박사가 의사로서의 지식과 임상경험에서 얻은 과학적 근거가 있는 식사요법이며 영양요법인 것이다. 아직 해명되지 않은 부분도 있지만 머지않아 과학적으로 모두 밝혀질 것이다. 거슨 박사는 암은 영양장해, 대사장해에 의한 병이라고 정의를 내렸다. 요컨대, 전신성의 병이라고 했으며 1930년대에 이러한 이론을 내세웠다는 것은 놀라운 일이다.

영양장해, 대사장해라고 하는 말을 들으면 어딘지 모르게 알 것 같기도 하면서 모르는 사람이 많을 것이다. 대사라고 하는 것은 우

리들의 생명활동 그 자체로서 대사에 의해서 우리들은 살고 있는 것이다. 산소를 들이마시는 것도 몸을 움직이는 것도, 음식물의 소화 흡수도, 해독, 배설도 모두 대사와 관계가 있는 것이다. 예를 들면 우리들이 산소를 들이마시고 탄산가스를 내쉬는 것도 넓은 의미에서는 대사로서 몸 안에서 가스 교환이 이루어지고 있는 것이다.

또 우리가 먹은 것이 위장에서 분해되어 영양소가 흡수되어 그것이 문맥文脈이라고 하는 혈관을 통하여 간장으로 운반하는 것도 대사의 하나이다. 간장에서는 여러 가지 영양소가 소비되는 한편 효소의 작용에 의하여 다른 영양소가 만들어지는데 그것도 대사이다. 대사는 세포의 레벨에서 행해지고 있다.. 예를 들면 세포에는 칼슘, 마그네슘, 나트륨, 인의 4개 전해질이 서로 일정한 비율로 들어있어 수분 등의 대사를 하고 있다. 다시 말하면 이 배율의 밸런스가 깨어지면 그것은 대사에 이상을 일으켰다는 것으로 그것이 원인이 되어 드디어는 몸에 이상이 나타나는 것이다.

거슨 박사의 사고 방식에 따르면 암세포라는 것은 원래 세포 외에 있는 전해질인 나트륨이 세포 안에 들어오고 한편 본래는 세포 내에 있는 전해질인 칼륨이 세포 외로 나온 일종의 부종 상태에 있는 것이다.

이것은 미네랄의 밸런스가 깨진 세포 레벨의 대사이상이다.

*편자주: 이글을 쓴 호시노 요시히꼬 의학박사 (후쿠시마대학 신경정신과교수)자신이 5년 생존을 0%의 대장에서 전이된 전이성 간암선고를 받고 현대의

학과 자연건강법을 병행한 치료법으로 완치한 후 암에 관한 면역요법에 관한 책을 펴내 일본사회에 큰 영향을 미쳤다. 국내에는 1990년대에 건강신문사를 통해 소개됐다.

  우리들의 몸은 헤아릴 수 없는 대사의 집적集積으로 기능을 하고 있다고 해도 좋을 것이다. 그 대사의 작용을 정상으로 이끌어가는 것이 영양소이고 그 중에서도 효소라고 하는 것과 보조효소의 작용을 갖고 있는 비타민, 미네랄 등의 역할이 크다. 그러므로 효소나 비타민, 미네랄 부족은 영양소의 부족으로 이어져 대사장애를 일으키게 되는 것이다.
  분자영양학이라는 말을 들어 본적이 있는가. 이것은 미국에서 생긴 새로운 영양학으로 종래로부터 현대영양학이란 한 선을 그은 이론과는 목적이 다른 것이다. 분자영양학 이론에서는 병의 원인을 세포내의 분자레벨의 결함대사이상에 있다고 본다. 무엇으로 이 결함이 생기는가 하면 효소, 비타민, 미네랄 영양소의 과부족이나 불균형에 의한 것이라고 생각한다.
  여기까지 읽게 되면 이미 이해가 되었을 것이다. 거슨 박사가 '암은 영양장해, 대사장해가 가져오는 병'이라고 본 생각이 현대 분자영양학의 이론인 것이다. 덧붙인다면 노벨의학상을 두 번이나 수상한 폴링 박사는 비타민 C의 대량섭취요법을 고안했으나 그것 역시 분자영양학의 이론에 기인된 것이다.

이와 같이 현대의 분자영양학의 근원은 거슨 박사에게서부터 시작됐다고 할 수가 있다. 그렇다 하더라도 1930년대에 이미 이러한 영양요법을 실천하고 있었다는 것은 경탄하지 않을 수 없다. 다시 말하면 거슨 박사는 암은 국소의 병이 아니라 전신의 영양장해, 대사장해에 의하여 생기는 병이라 정의를 내린 것이다. 그 영양장해와 대사장해를 고치는 방법이 거슨 박사가 고안한 식사요법인 것이다. 영양장해와 대사장해가 개선됨과 동시에 자연치유력이 놀라울 정도로 높아지는 것이다. 그 결과 암은 자연히 소멸하고 마는 것이다.

2) 간략한 거슨 요법 (호시노식 거슨 요법이란)

나는 거슨 요법을 실천하여 전이성의 간장암을 극복했으나 내가 행한 것은 엄밀한 거슨 요법은 아니었다. 나는 의성회의 강습회에서 강사로 지도하고 있는데 내가 행한 방법을 '호시노식 거슨 요법'이라고 칭하고 있다. 사실은 그것을 거슨 요법이라고 지칭한다는 것이 외람된 일로 거슨 박사에게 죄송스럽다는 감이 들기도 한다.

명칭이 어떻든 간에 내가 행했으며 또 암 환자들에게 지도하는 식사의 방법은 거슨요법의 간략판이다. 몇 가지의 원리와 원칙은 지키고 있으나 거슨의 원리를 엄밀하게 다 지키는 것은 아니다. 왜 내가 원래대로의 방법을 다 행하지 않았는가 하면 그대로 다 실행하기가 힘들 것으로 믿었기 때문이다. 원래의 거슨 요법은 야채즙을 1회에 200~300씩 하루에 13회 마시지 않으면 안 된다. 그리고 커피관장을 하루 2~3회 이상 하지 않으면 안 된다. 야채즙을 하루에 13회나 마신다고 하면 거의 하루 종일 야채즙을 만들어야 한다. 그 양도 대단하여 약2000~3000cc나 된다.

거슨 요법대로 하려면 거슨 병원에 입원하지 않으면 안 된다. 또 생활의 걱정을 하지 않고 가족을 부양할 입장이 아니고 누군가 식사를 만들어 줄 사람이 있다면 집안에서도 그렇게 실행할 수가 있겠지만 나에게는 아내와 두 아이가 딸려 모두 3명의 부양가족이 있었다. 대학병원의 교수 월급은 세상 사람들이 생각하는 정도로 그렇게 많지가 않았다.

일년간 아니 반년간이라도 휴직해서 치료에 전념하는 경제적 여유도 저축도 나에게는 없었다. 생명과 생활의 어느 쪽이 중요한 것인가라고 해도 나의 현실은 일을 하면서 병을 고치지 않으면 안 되었다. 그래서 그 때문에 내가 할 수 있는 방법을 나름대로 모색하게 되었던 것이다.

간략판이라 해도 거슨 요법의 몇 가지 원칙은 반드시 지켰다. 염분이나 동물성 단백질, 지방 등의 섭취는 제한하고 야채즙도 하루에 1,200~1,500cc는 마셨다. 그 대신 거슨 요법의 기본법에는 없는 방법도 몇 가지 행했다. 거기에는 생략한 거슨요법을 보완하자는 의미도 있었다. 이들 방법 중의 하나는 비타민류의 대량 섭취였다. 이것은 콘트레라스병원의 영양요법에서 행하고 있다. 비타민 C, 비타민 B류의 영양보조식품을 복용했다. 그리고 라에트릴살구씨에서 추출한 물질, 알약도 있음주사도 맞았다.

면역요법으로서 쇠뜨기, 쑥 등의 약초차의 음용과 요료법도 실천했다. 약초 중에는 면역력을 높여주거나 항암작용을 하는 것도 많이 있다. OTA(미국의회기술평가국)의 리포트에 의하면 암 치료에 쓰이고 있는 약초들도 있다. 그리고 프리스들의 병원에서도 간장의 기능을 높여주기 위해서 약초차를 마시게 하고 있다. 요료법은 오래전부터 암 치료에는 놀라운 효과가 있다는 것을 알고 있었으므로 꼭 실행하지 않으면 안 된다고 생각했다.

이상과 같이 내가 행한 것은 두 가지 이유로 엄격히 말해서 거슨 요법이 아니다. 즉 하나는 거슨 요법의 한 부분을 생략한 것이며 나머지 하나는 다른 방법을 병용했기 때문이다.

나는 내가 선택하여 인용한 방법으로 암의 재발을 면할 수가 있었던 것이다. 거슨 요법에 착안한 환자들은 대개 '암식사요법'을 읽는다. 그래서 그중 대부분의 환자들이 거슨 요법의 엄격함과 그 내용에 압도당하고 만다.

놀라운 요법이라고 생각하나 자신은 그와 같이 엄격한 일을 할 수가 없다고 체념해버린다. 그러한 환자들을 많이 보아 왔기 때문에 나 역시 현실에서 할 수가 있는 방법이 아니면 의미가 없을 것이라는 것을 강하게 느끼게 되었던 것이다. 그러므로 나를 위시해서 일반의 암환자들의 사정을 생각하면 엄격한 거슨 요법을 다 행하지 않아도 좋다고 생각한다. 가능한 한 70~80%의 엄격함으로써 좋지 않겠는가. 생략하는 부분은 간단히 할 수가 있다고 생각한다. 그래서 충분히 효과를 볼 수가 있다고 생각한다. 거슨 병원에 반년이나 일년간의 장기간 입원하여 치료를 받는다면 별 문제가 아니지만 자택에서 혼자서 행하려면 100% 엄격하게 행하다가 오히려 중도에서 좌절해버리는 경우가 있다. 암환자는 모두 불안감이 강하기 때문에 완벽하게하지 않으면 효과가 없다든가 낫지 않는다라고 생각하는 경향이 강한 것 같다. 그 때문에 무리해서 하다보면 도중 하차하고 만다.

거슨 요법의 원리에 충실한 방법을 택하든, 아니면 나와 같이 간략한 방법을 택하든 간에 암 환자는 최저 2~3년간은 계속하지 않으면 안 된다. 아무리 암이라는 어려운 병으로 생의 갈림길에 서 있다고 하더라도 무리는 금물인 것이다.

3) 암을 극복하는 거슨요법

(1) 나의 대장암과 전이성 간장암의 5년 생존률 0%를 극복하다.
대장암에는 무력한 항암제-반년 후에 간장 2곳에 전이.
재발 후, 수술과 항암제 주사를 거부하고 거슨 요법을 실시.
전이성 간장암은 에타놀 국소 주입으로 박멸.
수술 후 15년 경과 더욱더 원기 좋음, CT, 에코, 종양마카 등 모두 정상.

국립 암 센터의 통계, 5년 생존율 0%를 깨뜨림.

(2) 거슨 요법과의 만남

암 승리자 25인 과의 만남.

미국의 레이건 전대통령도 대장암을 거슨 요법으로 고치다.

종래의 보통요법과는 발상이 전혀 다른 거슨 요법 – 암세포를 말려서 자기 치유력을 신장.

엄격함과 효과면에서도 최상급 – 호시노식 거슨 요법은 완화한 거슨 요법+면역요법

어디까지나 암을 고치기 위한 영양요법이며 예방을 위해서라면 그렇게 철저하게 하지 않아도 된다.

(3) 거슨 요법 식사메뉴의 5가지 기본

왜 염분 제한을 하는가 – 암 세포는 Na에 의한 부종상태.

가열한 식물성의 유지는 프리라지칼과 결합해서 과산화지질로 합성됨.

기름에 튀긴 것은 모두가 발암물질 – 가열해도 과산화지질로 합성됨.

암세포가 좋아하는 것 – 동물성 단백질 함유 아미노산. 화학적 당분.

허용된 유일한 기름 – α-리노렌산(아마인유, 에고마유, 부추기

름).

　항암제의 대신이 되는 대량, 다종류의 야채주스 1일 2000 ~3000ml.

　야채주스 속에 들어있는 각종 화이트, 케미칼항암물질.

　될 수 있으면 현미, 야채 등은 국산의 무농약, 유기 재배의 것을 씀.

　그 밖의 거슨 요법의 기본 - 커피관장, 레바쥬스, 칼륨제 등.

　암의 인체 실험이었던 그때까지의 나의 식사 - 나쁜 식사를 한 사람일수록 유효.

　처음 2~3년은 엄격하게, 그 후에는 서서히 완화 - 조급한 안심은 금물.

　요리법의 연구가 오래 지속하는 비결

(4) 왜 암은 수술해도 재발하는가

　거슨에 의하면 암은 전신의 영양장해, 대사장해.

　국소의 장기를 적출하면 낫는다고 오해하고 있는 외과의.

　"당신의 암은 깨끗이 잘라냈다."는 말에 안심하는 환자.

　"당신의 암 세포는 전신에 퍼져있다."는 말을 들은 나.

　진행암에서는 암세포가 전신을 돌고 있다. - 어떻게 하면 분열, 증식시키지 않을 수 있는가.

(5) 거슨 요법은 어떤 암에 유효한가

간암, 유방암, 대장암, 난소암, 전립선암, 갑상선암, 위암, 악성임파종, 백혈병, 피부암, 뇌종양 등에 유효.

진행암, 말기암에는 거슨 요법에 면역요법 기타를 병용.

재발암에는 100% 유효한 거슨요법.

일본에서 경험한 거슨요법의 케이스

(6) 다른 병도 고치는 거슨요법

처음에는 결핵요법으로서 개발치료율 95% 이상

신장병, 당뇨병, 동맥경화증, 심장병 등에도 유효.

아내의 고콜레스테롤 혈증도 반년 만에 개선.

(7) 영양학 상식의 거짓, 영양학에 맹목적인 일본의 의사

의학교육에 빠져있는 영양학 – 의식 전환의 필요성.

간장병에는 육류를 많이 먹으면 좋은가?

암을 만드는 음식과 예방하는 음식 – 지금의 식사로는 빨리 죽는다.

왜 40대가 되면 급격히 암이 많아지는가 – 내츄럴 킬러 세포의 비활성에 있음.

(8) 정신신경면역학이란? 희망이 면역력을 높인다.

암에 대한 면역력과 정신력은 밀접하게 관련.

절망, 무기력, 체념, 비애 등의 울상태는 면역력을 현저하게 저하

시킴.

수면장해도 면역력을 저하 - 잠못 이루는 사람은 수면약을 복용할 것.

암환자와 가족은 대부분 일시적 울 상태- 점점 더 면역력 저하.

희망, 적극성, 공격성이 면역력을 높임.

〈암환자의 모임〉에 입회 권유 - 고립하지 않을 것.

(9) 흘리스틱(Holistic)의학이란- 총력전으로 암과 싸운다

3종의 신기술(수술, 항암제, 방사선)만으로는 강적인 암을 고칠 수 없다. 영양요법식사요법, 면역요법(프로폴리스, 액체상어연골제제, 버섯균사체, 요료법, 상황버섯, 잎새버섯, 꽃송이버섯 등), 심리요법카운셀링 등의 흘리스틱종합의학으로 암과 투병.

반의학, 반과학적 자세가 아니고 의사와 공존공영으로.

항암제, 방사선과의 병용을 어떻게 할 것인가 - 어디까지나 환자 개인의 판단.

끝으로…. 암환자가 되었다는 것은 나에게 있어서 귀중한 인생체험

4) 거슨 요법의 기본

(1) 무염식

소금, 간장, 소스, 된장 등의 염분을 함유한 음식을 극력 배제

소량의 감염 또는 무염간장(KCL), 레몬, 식초, 마늘, 허브, 꿀, 흑설탕 등을 연구하여 음식의 맛을 낸다.

특히 처음의 몇 달 동안에서 2년간은 이것을 철저히 지킨다.

(2) 지방질과 동물성 단백질의 제한

처음엔 모든 지방질동물성, 식물성의 기름, 육류, 어패류, 유제품, 계란 등 모든 동물성 단백질을 제외

단백질로는 가능한 식물성을 취한다. 즉 콩 단백질(띄운 콩, 두부, 얼린 두부, 유바(일본명, 반죽을 하여 얇게 만들어 튀긴다 : 역주), 두유, 프로테인)또는 소맥 단백질구르텐 등에서 취한다.

빵은 국산의 통밀로 만든 것만을 사용한다. 시판의 빵은 사먹지 않는다.

몇 개월이 지난 후부터 흰살 생선, 작은 생선멸치, 병어포 등을 먹기 시작해도 좋다.

(3) 여러 종류의 야채즙을 대량 섭취

• 당근, 감자, 국산레몬, 사과, 무청, 무 등과 계절에 따라 나는 푸른 야채로 만든 즙을 1회에 300cc씩, 1일 3회 이상 마신다.

이상의 야채는 가능한 자연농법무농약, 유기재배로 재배한 것을 쓴다.

야채는 될 수 있는 한 신선한 것을 생으로 먹는다.

알코올, 카페인, 담배, 정제한 설탕, 인공적 식품 첨가물착색제, 보존제 등은 금지

감자류, 정백하지 않은 곡류현미, 배아미, 통 밀가루 등의 탄수화물, 콩 종류, 신선한 야채와 국내산 과일, 건과류 등과 해조류를 중심으로 한 식사

기타- 커피관장, 아마인유, 송아지의 생레바주스, 칼륨제, 요드제

5) 암을 만드는 음식과 예방하는 음식

(1) 암을 만드는 음식

햄, 소시지, 베이컨니트로아민 : 간장암, 식도암, 방광암, 신장암 등

수입 피넛, 콩, 옥수수아프라톡신 : 간장암, 대장암, 신장암 등

곰팡이가 있는 식품아프라톡신, 오크라톡신 A : 간장암, 신장암 등

수입 오렌지, 레몬(OPP) : 간장암, 신장암 등

말린 청어알, 찐 어묵, 우동과산화수소 : 12지장암 등

튀긴 생선이나 육류(Try-pl) : 간장암, 위암 등

마가린, 버터(DAB, 황색소) : 간장암 등

고사리, 고비프타키로사이드 : 방광암, 뇌종양, 폐암 등

대량의 커피카페인 : 췌장암, 담낭암 등

짜고 매운 것김치, 고추 : 위암

알코올류 특히 위스키, 소주, 와인 등 : 구강암, 인두암, 식도암, 간장암, 위암

뜨거운 식사 : 식도암

사카린, 나트륨인공 감미료, 껌 : 방광암 등

샐러드유, 오뎅류, 버터, 마가린, 말린 생선이나 조개류, 냉동 생선이나 조개류, 절인 생선이나 조개류(BHA와 BHT, 산화방지제) : 간장암 등

수입 땅콩, 콩, 저장 곡물에칠렌 옥시드, 훈증제 : 백혈병, 위암 등

말린 육류, 인스턴트 식품, 스낵과자, 기름에 튀긴 것(과산화 지질) : 전신암

시판의 혼합 식용유, 수입 콘유, 피넛유과산화지질 : 전신암

정제된 흰설탕 : 유방암, 췌장암 등

주스류, 과자류, 빵류, 흰밀가루, 찐어묵, 찐제품. 버터, 마가린, 치즈, 통조림 젤리, 그린피(표백제, 산화방지제, 인공 감미료, 인공 보존료) : 전신암

시판의 된장, 간장표백제, 방부제, 인공 보존료 : 전신암

시판의 잼(변색 방지제, 인공 보존료, 타르계의 인공 착색제) : 전신암

육류, 달걀아초산염, 항생물질, 각종의 식품 첨가물 : 전신암

• 박고지, 마른 살구, 과실주, 천연과즙표백제, 자아황산나트륨 : 전신암

(2) 암을 예방하는 음식

암을 억제하는 주식탄수화물 : 현미, 배아미, 율무, 보리, 메밀, 조, 고구마, 감자 (국산이라야 하며 무공해로 재배한 것이라야 한다)

암을 억제하는 단백질 : 실이 죽죽 나오는 띄운 콩, 두부모두 국산이라야 함

암을 억제하는 야채와 과일 : 당근, 호박, 파셀리, 시금치, 브로콜리, 가지, 파, 부추, 콩나물, 셀러리, 양배추, 아스파라거스, 우엉, 무, 양파, 긴 대파, 마늘, 생강, 곤약, 무청, 꽃상치, 피망, 비타민, 사과, 레몬, 아보카도모두 국산으로 무농약으로 재배한 것

암을 방지하는 해조류 : 김, 파래, 톳, 곤푸, 큰실말, 청각

암을 예방하는 식물 : 쇠뜨기, 쑥, 어성초, 알로에, 식용 민들레

기타 : 감잎, 검은깨, 산초나무, 녹차모두 무공해의 것

3부

암을 근본적으로 고치는
인체의 면역

1. 위대한 자연치유력-면역

생물이 외부 조건이나 환경, 또는 자극에 따라 스스로를 적응시키거나 대응하여 안정화시키려는 작용을 말한다.

호메오스타시스로 생체항상성 이라고 하는 자연치유력은 1929년 미국의 생리학자인 W. B 카손 박사에 의해 주창되어 오늘에 이르고 있다.

이같은 자연치유력은 오늘날 전세계 대체의학의 가장 기본적인 이론으로 정립됐다. 이 생체 항상성의 한계를 넘어서게 될 때 우리는 이 인체의 상태를 병이라고 말한다.

자연치유력의 예를 들면 위가 나빠지면 인체는 스스로 위를 아프게 한다. 그러면 인체는 또 몸을 웅크리게 하거나 아픈 부위를 쓰다듬게 하는 등 혈액을 아픈 곳으로 모이게 하면서 본래의 상태로 복구하기 위해 본능적인 행동을 취하게 한다.

  병은 우리들의 잘못된 생활태도와 습관을 버리고 자연과 공생하는 생활로 돌아가라는 경고이기도 하다.

2. 인체의 면역체계

　우리들의 몸은 입이나 코 또는 피부 혹은 음식, 호흡 등을 통해 바이러스나 세균 등의 이물질이 침입하게 되면 이것들을 죽이거나 분해하여 몸 밖으로 내보내는 일을 하는 시스템이 있다. 이런 일을 하는 일련의 체내 시스템을 면역체계라고 한다.
　현대의학에서는 외부에서 침입해 온 이물질을 항원이라고 하며 이 항원에 맞서 제거하려는 물질은 항체 즉 면역 글로블린이라고 한다. 항원과 항체가 체내에서 서로 적대적으로 반응하면서 항상성을 유지하려고 하는 것을 면역반응 또는 항원-항체반응이라고 한다.

1) 면역세포

뼈의 골수에서 만들어진 소위 간세포는 혈관을 통해 인체의 각 기관으로 분포된다. 분화가 덜된 이 간세포의 일부가 흉선으로 들어가게 되면 흉선내의 특수환경에서 백혈구라는 면역세포로 성숙한 후 다시 혈액을 타고 몸 안을 돌면서 비장, 각 임파절, 말초기관으로 이동하게 된다.

인체의 각 요소마다 분포하고 있는 선이라는 기관이 효소나 호르몬 분비와 함께 면역기능도 수행하고 있는 것이다. 예를 들면 타액선, 갑상선, 전립선, 임파선 등이 그것이다.

우리들이 흔히 백혈구라고 통칭하는 면역세포는 크게 임파구와 단구, 호산구, 호염기구, 호중구로 분류된다. 임파구세포는 다시 T-임파구와 β-임파구 세포로 나뉘어진다.

임파구 세포는 주로 인체의 말초기관에 분포하는데 T임파구는 세균이나 바이러스같은 항원정보의 인식과 기억, 그리고 항체생산 및 억제 명령을 내리는 역할을 담당한다.

β-임파구는 T-임파구의 명령에 따라 형질세포로 변하고 면역글로블린을 생산하는 역할을 한다. 단구세포는 직접적으로 항원을 잡아먹으며 잡아먹은 항원정보를 T-임파구에 전달하는 기능을 한다.

호산구는 이물질에 대한 알레르기 반응을 억제하는 작용을 하며 호염기구는 항체와 결합한 상태에서 다시 항원과 반응하여 히스타민 등을 방출한다.

호중구는 항원과 항체가 반응한 복합물을 잡아먹는다. 이런 과정에서 호중구세포 자체도 무수히 죽게 되는데 우리가 흔히 고름이라고 하는 것이 바로 이 호중구세포의 시체이다.

골수에서 생성된 간세포가 비장에서 성숙하여 면역세포로 활동하는 것이 일명 식균세포라고 하는 마크로파지이다. 이 마크로파지는 임파구와는 달리 혈액중에서 항원-항체반응이 일어나므로 의학적으로는 액성면역, 또는 체액성면역이라고 한다.

그리고 T-임파구와 마크로파지 등을 통해 항원을 제거하는 반응은 세포성면역이라고 하는데 이 체액성면역과 세포성면역이 체내

백혈구 세포의 종류와 작용

종 류		작 용
임파구	T - 임파구	항원 정보의 인식과 기억, 항체생산 및 억제 명령
	β - 임파구	T - 임파구의 명령에 의해 형질세포로 변하고, 면역 글로블린 생산
단구(單球 : 조직내에서는 마크로파지)		항원을 잡아먹으며, 항원 정보를 T - 임파구에 전달
호산구好酸球		알레르기 반응을 억제하는 작용
호염기구(조직내에서는 비만세포)		IgE 항체와 결합한 상태에서 항원과 다시 반응하여, 히스타민 등 방출
호중구好中球		알레르기 반응이 일어나면 이 장소에 모이고, 항원과 항원 항체 복합물을 잡아먹는다. 호중구 자체의 시체를 고름이라고 함

에서 서로 원조, 촉진, 또는 방해의 상호작용을 통해 생물체를 정상적으로 계속 유지시키고 생명을 보존한다.

2) 면역기구

백혈구에 존재하고 있는 면역세포들은 체내의 정교한 면역시스템에 의해 세균이나 바이러스, 이물질 등으로부터 인체를 보호한다.

마크로파지는 식균세포로 이물질을 직접 잡아먹거나 표식을 한다. 그리고 이 표식을 T-세포에 즉각 전달한다. T-세포에는 킬러 T-세포, 헬퍼 T-세포, 스프레서 T-세포 등이 활동하며 T-세포의 활동에 따라 각종 면역세포를 활성화시키는 림포카인물질이 생성된다. 이런 일련의 활동을 수행하는 체내 시스템을 현대의학에서 인체의 면역기구라고 하는데 이를 강화하여 질병을 물리치는 이른바 면역요법이 21세기 들어서면서 전 세계적으로 붐을 일으키고 있는 것이다. 한의학이나 대체의학 자연의학에서는 이미 오래전부터 이같은 면역력 강화로 불치, 난치병을 치료할 수 있다고 주장하고 있는 것이다.

3. 질병의 원인

　세균설, 바이러스설, 유전, 생활습관, 영양부족, 환경오염, 잘못된 음식, 면역체계 붕괴 등 여러 가지가 있지만 한두가지로 단정할 수는 없다. 이 때문에 세분화 돼있는 현대의학과는 달리 한의학이나 재야의 대체의학, 자연의학분야에서는 아직까지도 추상적인 주장을 하고 있다.
　의학적인 또는 객관적인 근거없이 질병의 원인을 추론하고 있는 것이다. 일반적으로 거론되고 있는 병을 만드는 요인들은 대개 다음과 같은것들이다.

1) 과식과 운동부족

　음식을 잘못 먹거나 과식을 함으로써 병을 만들거나 건강을 해치고 있는 것만은 사실이다. 특히 구라파나 미국에서는 사람들이 우리보다 더 많이 음식을 먹어서 비만과 암, 당뇨, 고혈압 등의 생활습관병이 많다. 동물성 지방질의 과다섭취나 지나친 육식 등도 병을 만드는 주요 요인들이다.
　사람은 동물이기 때문에 가능한 한 움직이고 활동하여야 한다. 여행, 운전 등으로 장시간 의자에 앉아 있으면 무릎뼈가 굳어지고 걸음을 잘 걷지 못한다. 그리고 같은 동작을 계속 많이 해도 면역기능이 떨어진다. 건강을 위한 운동이 아니고 오히려 건강을 해치는 노동이 되기 때문이다.
　현대인들은 또 차를 타거나 실내에서도 엘리베이터, 에스컬레이터를 타고 다니는 실정이다. 이것도 시간 절약은 되지만 건강에는 해롭다. 어느 쪽을 선택할 것인지는 개개인들의 판단일 뿐이다.

2) 흡연 · 지나친 음주

　최근 들어 금연운동이 확산되고 있는 것은 좋은 일이다. 담배는 원시인들이 야생의 맹수나 뱀 등을 쫓기 위하여 태운데서 유래됐는데 문화인의 호기심에 따라 악습으로 전래된 것이다.

담배의 연기는 사실상 유독가스로 폐와 심장의 기능을 위축시킬 뿐만 아니라 인체의 전기관에 부정적 영향을 미친다.

모세혈관에 침입하여 헤모글로빈과 응고하여 혈행을 방해하고 인후에 닿으면 기침을 유발시킨다. 이처럼 담배는 백해무익이라고 하지만 그러나 술은 적당히 마시면 건강에 좋다고 한다.

우리 선조들은 약주라는 말을 사용해 왔다. 그렇더라도 취기가 없을 정도로 가볍게 마시면 약이 되지만 지나친 음주는 질병의 원인이 되기도 한다.

3) 과로와 지나친 긴장

사람은 생각하고 움직이는 동물이지만 그러나 분수에 넘치는 생각과 지나친 동작은 건강에 해롭다.

지나친 야심과 목표를 가지고 살거나 휴식없이 밀어붙이고 일을 추진해 나가며 몸부림치는 생활을 하는 사람, 퇴근할 때도 사무실에서 일감을 많이 가지고 집으로 가는 사람, 좀 더 높은 위치에 승진하려고 안달을 하는 사람, 건강을 해쳐도 일을 계속 하는 사람들은 스스로 병을 만들고 있다는 사실을 빨리 깨달아야 한다.

긴장은 혈액의 콜레스테롤을 크게 증가시킬 뿐만 아니라 아드레날린이라는 호르몬을 분비시켜 인체를 비상체계로 만들어버린다. 인체가 비상체계화 되면 순간적으로 체내 기능이 멎거나 역행하게 된다.

4) 커피와 화학 가공식품

　커피를 적당히 마시면 인체에 도움이 될 수도 있지만 카페인은 중추신경계를 항진시키므로 과음하면 생리 기능을 저해하거나 마비를 가져온다. 과음하면 또 변비가 생기고 소화장애를 유발시키며 흥분과 불면증에 걸린다. 특히 커피를 술과 같이 마시면 심장에 상당히 위험하다. 하루 6잔 이상의 커피는 위험수위의 건강상태를 유발시킨다. 그러므로 심장질환 환자가 커피를 많이 마시면 병이 악화되고 통증이 증가한다.
　오늘날 문명을 자랑하는 선진 각국 사람들은 환경공해 뿐만 아니라 식품공해에도 직면하고 있다. 식생활에 있어 자연의 맛을 멀리하고 화학가공식품을 가까이 한 때문이다.
　상점에는 수많은 가공식품을 진열하고 있으며 이런 식품들에는 식품첨가물 중 몇 가지씩은 다 들어있다. 이것을 사람들이 일상적으로 섭취하고 있다. 이 가공식품을 계속하여 섭취하면 건강에 해가 된다는 생각을 하면서도 먹어야 할 수 밖에 없는 현실이다.
　오염된 원료를 사용하고 각종 유해첨가물이 들어있는 화학가공식품은 더 위험하다. 그리하여 자신들도 모르는 사이에 각종 질병에 걸리게 되고 반건강인이 된다.

우리가 직접 만들어 먹는 식사 중에도 우리들이 잘 모르고 또는 알면서도 습관적으로 나쁜 것을 그대로 먹는 예가 많다. 그중 3가지 백색음식이 있는데 이것을 3백이라고 하며 여기에 2백이 더 추가돼 5백의 식품이 그것들이다. 3백이란 백미, 백설당, 백색화학조미료이며 여기에 표백소맥분과 정제백색염을 합하여 5백이라고 한다. 오백이 건강에 얼마나 해로운지 살펴보자.

5) 쌀밥백미

우리국민의 주식인 쌀밥의 원료인 쌀은 대체로 배아, 배유, 과피의 3부분으로 되어 있다. 영양의 보고인 현미는 이 3부분을 다 포함하고 있다. 그런데 우리가 즐겨먹는 백미는 과피와 쌀의 핵인 배아가 없다.

쌀은 형태적으로 외과피, 중과피, 내과피, 그레-베르층, 상, 하 전분층의 6층으로 되어있다. 외과피는 보호막이라고 할수 있는데 이것은 황산, 질산, 염산, 가성소다 또 벤졸, 불화수소 등에도 침식되지 않는 화학적 특성을 갖고 있다.

중과피, 내과피는 단백질, 지방, 비타민류와 무기염류를 함유하고 있다. 그러나 생명체에 없어서는 안되는 영양분을 제거한 백미는 집에 비유하자면 골격이 없는 집과 같다. 전분과 배유만인 백미는 한마디로 생명력이 없다고 할 수 있다. 따라서 생명과 건강을 유지하고자 한다면 현미가 훨씬 유익하다.

　현미에는 인체의 자가면역기능을 강화시키는데 중요한 비타민류와 각종 미네랄류가 인간이 필요로 하는 양만큼 아주 적당하게 배합되어 있다. 물론 이런 현미는 농약을 전혀 사용하지 않은 유기농법으로 지은 것이라야 한다. 그리고 현미는 심으면 발아하지만 백미는 발아하지 않는다.

6) 백설탕

　사탕수수, 사탕무에서 직접 짜낸 흑갈색 농축액을 당밀이라고 한다. 그러나 현대인들이 보기 좋게 하기 위하여 이것을 정제하여 백설탕을 만들었다. 자연 그대로의 당밀은 미국의 저명한 영양학자 하우더 박사의 3대 영양식 중의 하나이다. 그런데 문명을 자랑하는 현대인이 막대한 시설을 갖추고 머리를 짜내어 화학약품을 사용하여 보기 좋게 만들어 낸 것이 백설탕이다.

　지구상의 식물 중 당질을 함유하고 있는 것은 많다. 각종 과실과 사탕수수, 사탕무 등이 있다.

　식물체내에 있는 자연당은 각종 비타민류, 미네랄군, 효소류, 단백질 기타 영양분들이 함께 들어있다. 여러 가지 활성물질이 종합적으로 함유되어 있는 것이다. 그런데 백설탕을 만들 때에 자연당인 식물액체에 각종 화학약품을 넣어서 끓이거나 걸러서 당분을 표백한다. 이런 과정을 거치면서 백설탕에는 활성이 있는 자연의 여러 가지 영양분이 제거된다.

백설탕을 과다 섭취하면 혈액도 강산성으로 된다. 이것을 중화하는데는 체내의 칼슘, 비타민류를 다량으로 소모시키므로 면역기능이 떨어진다는 얘기다.

7) 화학조미료

일본에서 시작된 조미료 글루타민산나트륨은 이를 발명한 이께다 박사가 '다시마는 왜 맛이 좋은가' 라는 딸의 질문을 받고 그 맛의 성분을 연구하게 되어 이께다 박사에 의해 1908년 처음으로 다시마의 맛은 글루타민산이 주성분인 것을 알게 되었다.

그후 글루타민산에 탄산나트륨을 붙여서 수용성 결정체를 제조하는데 성공하였다. 이것이 바로 세계적으로 유명한 조미료의 시초이다. 그러나 당시 이께다 박사에 의해 제조된 조미료는 현재의 화학 조미료와 같이 인체에 그렇게 해로운 것은 아니었다.

그때의 글루타민산나트륨은 밀가루에서 글루텐을 분리한 식물단백질을 염산과 같이 끓여서 가수분해하여 얻은 글루타민산에 탄산나트륨을 붙여서, 일정한 수소이온 농도에서 미소의 결정체를 만들었다.

그 다음에는 좀 경제적으로 생산하기 위하여 기름을 짜 낸 탈지 대두박을 원료로 사용하였다. 그 후 제조업자들의 상업적 경쟁이 심해지자 이 식물성 단백질로 조미료를 제조하는 방법은 아무리 하여도 생산비가 높아 경제성이 있는 다른 제조 방법을 경쟁적으로 연구 개발하게 되었다. 그래서 나온 것이 화학적으로 합성한 현재의 조미료인 것이다.

그런데 문제가 되는 것은 사용하는 원료에 있다. 합성화학 조미료의 원료에 들어있는 물질은 그 양이 극히 미량이라고 할지라도 몇 해 몇십 년을 계속하여 매일같이 섭취하게되면 몸에 좋을리가 없다. 이 화학 조미료는 현재 건강을 해치는 부정적인 삼백의 하나로 지목되고 있는 것이다.

8) 흰 밀가루표백소맥분

밀은 쌀과 함께 세계 각 지방에서 가장 많이 생산되고 있는 곡식 중의 하나이다. 따라서 밀가루는 인류의 식생활에서 가장 많이 소비되고 있는 식품의 원료인 셈이다.

소맥인 밀은 식물학상 일종의 과실이다. 밀은 과실, 종피, 외배유, 내배유와 배아로 형성되었다.

밀가루는 내배유만 박리하여 제분한 것이다. 소맥 배아는 다른 곡물의 배아와는 성질이 달라서 분리가 잘 안되고 밀가루에 혼입하면 변질이 빠르다고 한다. 밀가루에 물을 넣어 반죽을 하면 물이 흡수된다. 진흙을 이긴 것과 같이 되는것이다.

이것은 밀가루의 전분질과 단백질 글루테인의 끈기에 기인된다. 물 속에서 이것을 계속하여 비비면 밀가루는 떨어져 나가고 밀단백질이 남게 된다.

밀가루에 글루테인이 많으면 끈기가 강하므로 강력분이라 한다. 글루테인이 적으면 끈기가 적으므로 박력분이 된다.

밀가루는 밀의 품종에 따라 또는 용도에 따라서 제분하여 등급을 구분하고 있다.

색이 흰 것은 상품이고 색이 나쁜 것은 하품이다. 그리고 겨가 많은 것이 하품에 속한다. 그러나 겨가 들어있는 것이 건강식에 가깝다. 단백질, 지방, Ca, Na, P, $B_1 \cdot B_2$ 니코틴산이 더 많은 것이다. 그러니까 값이 싼 하품이 건강에는 더 좋다는 것이다.

시중에서 판매하고 있는 밀가루는 보기 좋게 하기 위하여 표백하였다. 밀가루를 표백하는데는 몇 가지 화학약품을 사용하기 때문에 이 또한 3백의 하나로 지목되고 있는 것이다.

밀가루 제분공장에서 포대에 넣기 전에 가루를 표백한다. 그리고 소맥분의 색은 그 입자의 크기, 겨의 혼입 정도, 정선 여부, 소맥분의 색소에 따라서 결정된다.

표백의 목적은 소맥분 자체내의 지방 중에 함유되어 있는 황산색소 곧 카로틴을 산화하여 무색으로 하는 것이다.

9) 정제염과 천일염

자연염은 천일염이라고 해서 소금을 만드는 원료가 된다. 정제염은 그렇지 않다. .

우리들의 식생활에는 다량의 소금이 필요하다. 된장, 간장, 김치를 비롯하여 찌개, 죽, 생선구이, 나물, 국수의 맛에는 소금의 맛이 다 들어있다. 또 소금은 염산, 가성소다, 인조식초를 비롯하여 여러가지 화학약품의 원료가 된다.

소금의 화학성분은 염화나트륨이며 순수한 나트륨은 식염과는 다르다. 우리의 식생활에 사용하는 소금의 일반 개념은 해수를 농축하여 만든 고형물 전체를 말한다. 땅속에서 암반을 파내어 쓰는 일도 있다.

소금의 주성분은 염화나트륨인데 이 외에도 소금 안에는 염화마그네슘, 염화칼슘, 황산마그네슘이 들어있고, 옥소, 불소, 아르곤 등의 포유금속을 합하여 100종 이상의 미네랄을 함유하고 있다.

소금은 옛날부터 우리들의 일상생활에 없어서는 안되었다. 따라서 소금을 알맞게 잘 먹으면 자가면역력강화에 큰 도움이 된다.

몸이 마르고 허약한 사람들은 대부분이 저혈압에 저산증이다.

이런 사람들은 조석으로 2~5g정도 냉수에 타서 복용하면 위산이 증가함으로 소화가 잘된다. 그리고 뱃속이 편안해 진다. 이렇게 계속하면 식욕이 증진하고 혈액순환이 잘되어 저혈압도 나을 수 있다. 그리고 피로가 심할 때, 피부병, 통증에도 염분이 부족한 경우가 많다. 자연요법에서는 신경통, 디스크, 당뇨병, 심장병 등 대부분의 생활습관병에 유효하다고 권장하고 있다. 운동선수들이 땀을 많이 흘렸을 때나 피로할 때에 식염을 섭취하고 있다. 만약에 소금을 과도하게 취했을 때에는 생수나 야채·과일즙을 취하면 용이하게 불필요한 염분을 쉽게 배설시킬 수 있다.

또 위경련이 일어났을 때 소금을 적당히 먹으면 가라앉는다. 그러나 염분을 과도하게 섭취하면 신장이나 폐에 고장을 일으키고 신경통이나 류마티스의 원인이 되기도 한다. 특히 간장질환자가 과다 섭취하면 황달이나 복수가 올 수 있으니 이런 경우는 주의가 요망된다.

10) 세균, 바이러스, 인체의 산성화

오늘날 우리나라에서는 '파스퇴르 우유'라는 이름으로 더 많이 알려진 루이 파스퇴르는 1800년대의 프랑스 화학자였다. 파스퇴르는 당시 인간이 질병에 걸리는 이유를 세균과 바이러스 때문이라는 세균설을 주장했다. 따라서 역병이라고도 하는 유행병이 돌고 있을 때는 이 균을 죽이든지, 아니면 이 균을 피하라고 우리들에게 충고를 해주고 있다. 실제로 체내에 어떤 세균이나 바이러스가 침입해 오면 그 세균이나 바이러스에 의해 병에 걸리게 된다. 파스퇴르의 주장이 사실상 일리가 없는 것은 아니다.

인간을 괴롭히는 많은 질병들이 세균과 바이러스에 의해 유발되고 있기 때문이다. 그러나 파스퇴르와 비슷한 시대에 활동한 독일 뮌헨대학의 세균학자이며 위생학 교수인 페텐코퍼박사는 우연한 실험실에서의 실수를 통해 사람의 체질이 알칼리성으로 유지되고 있게 되면 세균이나 바이러스가 외부에서 사람의 몸속으로 침입하더라도 병에 걸리지 않는다는 사실을 알아냈다.

그 후 페텐코퍼박사는 인간이 병에 걸리게 되는 원인에 대해 파스퇴르의 세균설을 반대하고 인체의 '체질설'을 주장했다. 즉 사람의 몸이 산성으로 되지 않고 알칼리성이면 세균이나 바이러스가 침입하더라도 힘을 쓸 수가 없어 사람이 질병에 걸리지 않는다는 것이다.

페텐코퍼는 사람의 체질이 산성화되어 산성체질로 되는 것을 막아주는 방법도 제시했는데 소화과정에서 산을 생성하는 음식과 스트레스를 피하는 생활습관을 가져야 한다고 주장했다.

페텐코퍼의 이 같은 체질설은 후대의 많은 의과학자들에 의해 증명되면서 오늘날 병을 예방하고 치료하는 식사와 영양요법의 근간으로 자리 잡았다.

인간이 육식을 하게 되면 소화대사과정에서 황산, 인산, 질산, 요산 등 갖가지 산이 발생한다는 사실을 현대 의과학에서 밝혀낸 것이다. 또한 흰 쌀밥이나 흰 설탕도 몸 안에서 불완전 연소하게 되면 피부르산, 젖산 등과 같은 산을 생성하기 때문에 지나친 육식과 흰 쌀밥, 흰 설탕도 사람의 몸을 산성화시켜 불건강하게 만든다는 것이 밝혀졌다. 화를 내거나 심한 스트레스도 사람의 체질을 산성체질로 변하게 한다는 사실도 밝혀졌다.

이런 이론에 근거하여 오늘날 수많은 의료인들과 영양학자, 한의사, 대체의학 관계자들이 사람이 병에 걸리는 중요 이유로 산성체질을 거론하고 있는 것이다. 그리고 의과학자들은 산성체질을 알칼리성 체질로 바꾸거나 체내의 산을 중화시킬 수 있는 방법도 알아냈다.

완전 곡채식과 자연을 거스리지 않는 생활 등이 사람의 체질을 알칼리성 체질로 바꾸게 하거나 유지시켜 준다는 것이다.

4. 현대의학의 한계와 문제점

1) 현대의학이 이루어진 배경

　현대의학이 오늘날의 정통 치료법으로 자리 잡게 된 것은 불과 20세기 초였으며 그때까지는 모든 나라에서 대체의학이라고 불리는 자연치료법, 즉 자연의학이 주류를 이루고 있었다. 그러다가 오늘날과 같이 절대적인 현대의학이 자리를 잡게 된 기초는 미국에서 먼저 시작했다.

　많은 사람들이 알고 있는 바와 같이 프랑스의 화학자 루이 파스퇴르가 세균을 발견하여 모든 질병의 원인이 세균에 있다고 주장하면서 현대의학이 자리 잡게 된 배경이 된 것이다.

　그러나 파스퇴르의 주장이 아무리 훌륭하고 논리적이라고 하더라도 막강한 세력이나 어느 힘있는 국가의 지원이 없이는 그러한 논리를 세계의 모든 대학과 정부기관은 물론이고 세계의 모든 병원에 그토록 신속하게 파고들게 할 수는 없었을 것이다.

더욱이 세균이 모든 질병을 일으키는 원인이라는 주장을 폈던 파스퇴르 자신도 주위로부터 거센 항의를 받게 되자 재고를 하게 되었으며 죽기 전에는 결국 자신의 논리에 무리가 있었음을 인정하게 되었다고 한다.

그렇다면 모든 질병의 원인은 세균의 출현에 의한 것이기 때문에 질병의 치료에는 반드시 세균의 박멸이 기조가 되어야 하며 그러기 위해서는 투약과 주사가 치료법의 기본이 되어야하고, 나아가서는 암과 같은 질병의 경우엔 상한 부위를 절제하고 화학약품을 투여하고 거기에 방사선을 쏘여야 한다는 주장은 어디에서 비롯되었을까?

어찌하여 오늘날 세계의 모든 의과대학에서 현대의학만을 가르치게 되었으며 의사들은 학교에서 배운 대로 실천을 해야 의료보험이 적용이 되어 비로소 치료비를 받을 수가 있게 되었을까?

현대의 정통치료법이 정리되고 공식화되면서 세계의 모든 나라로 확산이 된 계기는 미국에서 비롯되었다고 한다. 미국의 자본가들이 파스퇴르의 세균병원설을 미국을 위시한 각국의 의학교와 의료기관에서 받아들이게 소위 로비를 했던 것이라는 것이다.

의료의 자유권 죽이기라는 책을 쓴 조셉 리사에 의하면 현재 세계의 여러 나라에서 정통치료법의 주류로 현대의학이 자리 잡게 된 것은 거대한 석유재벌의 음모에서 시작되었다고 한다.

　석유에서 소위 의약품들을 개발하게 된 록펠러 재단에서 플렉스너 형제들을 이용하여 미국의 전 의과대학에서 병의 증상을 치료하는 대증요법을 정통의학으로 받아들이게 회유했다는 것이다.

　그들 형제중 형이 교육자였으며 아우가 의사였기 때문에 그들은 대학교의 운영자들과 병원의 의사들을 설득하기가 쉬웠다는 것이다. 그들은 록펠러 재단의 막강한 자본을 배경으로 의학교에다 근대화된 시설을 기증하는 등 백방의 로비활동을 하여 마침내 미국의 전 의과대학에서 소위 현대의학을 정립시켜 나가게 했다.

　그들의 이러한 로비활동은 미국에서만 이루어진 것이 아니었다. 자본주의가 아직 만개되지 않은 사회인 독일과 일본도 그들의 좋은 사냥감이 되었으며 마침내 그들도 선진국의 의료체계를 받아 들여 오늘날과 같이 현대의학을 중심으로 치료하는 체계로 바꾸어 나가게 되었던 것이다.

　플렉스너 형제들이 활동을 개시했던 시절인 1904년의 경우 전 미국의 의사 수는 5,747명이었는데 그 숫자는 해마다 점점 줄어들어 1919년에는 2,658명에 불과했다고 한다. 이 기간 동안에 의과대학의 수는 162개교에서 81개교로 줄어들었다.

　그후 미국의 의과대학 수가 다시 늘어나기 시작하여 1970년에는 107개교가 되었으며 1980년대에는 140개교로 늘어났다. 이 사실은 미국에서 경제의 규모가 커지면서 의과대학의 수와 의사의 수가 늘어났다는 것을 말해주고 있다. 그리고 그것은 이제껏 학자들이 사회가 풍요로워지면서 사람들의 삶의 질을 높이는데 공헌하는 의사의 수가 늘어났다고 말해 왔으나 사실은 그렇지 않다는 것을 증명하고 있는 셈이다.

다시 말해서 질병의 치료가 잘 되지 않았기 때문에 사회가 발전하고 번영해지면서 의사의 수가 늘어났다고 말할 수가 있는 것이다. 그것은 또한 생활방식이 근대화되면서 질병의 가지 수가 늘어나 병을 앓는 시민들도 계속 증가되었다는 사실을 증명하고 있기도 하다.

플렉스너의 보고에 의하면 1910년대만 해도 미국의 162개 의과대학중 131개의 대학에서 동종요법을 주로 가르쳤으며 대증요법은 별로 중요시하지 않았다고 한다.

당시에 대증요법의 경우 겨우 15%~20%만이 효과를 내고 있었다는 것이 미국 정부 당국의 조사로 밝혀졌다. 동종요법의 경우엔 필요한 약값이 엄청나게 저렴했다. 1902년도에 미국의 유명한 대중 백화점 시어즈 로박이 발행한 카다로그에 의하면 약 12상자의 값이 겨우 15~60센트에 지나지 않았다는 것이다.

이와 같이 저렴한 약을 사다가 가정에 비치해 두고서 설사가 나면 설사를 더하게 하는 약을, 감기로 열이 오르면 열을 더 올리는 약을 먹음으로써 시민들은 거뜬히 질병을 완쾌시킬 수가 있었던 것이다.

영국 왕실에서는 지난 150년동안 동종요법만을 고집하고 있는 것으로 유명한데 이 치료법의 효과가 얼마나 뛰어난 것인가를 알 수가 있는 좋은 예가 된다. 비단 동종요법만이 아니라 정골요법, 정체요법들도 대단히 훌륭한 효과를 갖고 있다는 것을 관심있는 현대 의사들은 경험에 의해서 솔직하게 인정하고 있다.

미국의 자연의학자 엔드류 와일 박사가 쓴 『자연치유』라는 책이 있는데 그는 그 책속에서 정골요법의 효과에 대하여 여러 페이지를 할애하여 자신이 경험한 바를 증언하고 있다.

1900년초 미국의 의사들이 환자들에게 처방했던 치료법은 1) 동종요법 2) 정골요법 3) 정체요법 4) 자연요법 그리고 이 4가지 요법들을 절충한 치료법들이었다고 한다. 그러나 현대에 와서 이러한 요법들은 일부는 부분적으로 현대의학에 흡수되고 일부는 외면되고 있다.

2) 현대의학의 한계와 문제점

현대의학과 자연의학의 세계는 아주 다르다. 우선 질병의 원인에 대한 해석이 다르기 때문에 그에 대한 치료법도 전혀 판이해질 수밖에 없다. 자연의학의 세계에서는 질병의 원인이 단순한 만큼 그에 대한 치료법도 단순하다. 그래서 자연의학의 질병관이 너무나 단순하며 때로는 신비주의적이고 미신적이며 비과학적이라고 현대의학에서는 질타할 수도 있다.

이 비과학적이라는 말에 오늘날 전세계 자연의학계의 대부라고 할 수 있는 막스 거슨 박사는 차라리 자신은 비과학적인 세계에 들어가겠다고 공언한 바가 있다. 막스 거슨이 젊었을 때의 전문분야는 내과와 신경과였다. 그는 학생시절부터 심한 편두통을 앓아 많은 고생을 했는데 그에 대한 치료법을 아는 의사가 없었다. 많은 선배 의사들에게 편두통에 대한 치료법을 물어 보았으나 그들은 한결같이 그에 대한 치료법이 개발되지 않았기 때문에 평생 고생을 감내 하면서 생활 할 수밖에 없다고 했다.

그러나 그 자신은 편두통에 대한 치료법을 반드시 찾아내리라 결심하고서 틈이 나는대로 옛 사람들이 쓴 글들을 읽어나가면서 연구를 거듭했다. 그러다가 우연히 접하게 된 글에서 한 여인이 식사법으로 편두통을 고쳤다는 내용을 읽게 되었다. 그러나 어떠한 식사법이었는지 자세한 내용은 밝혀져 있지 않았다.

그는 여러 가지로 고심을 한 결과 태어나서 처음으로 먹는 음식물을 먹으면 어떠할까 하고 우유만을 먹어 보았다. 우유만을 먹기 시작했을 때 편두통이 나아지는 것이 아니라 더욱 더 심하게 아파진다는 사실을 알게 되어 그 식사법을 중단 하였다.

그러다가 그는 자신이 살고 있던 고장에서 가장 많이 생산되는 사과만을 먹는 식사법을 해보기로 했다. 그랬더니 편두통이 없어졌다. 그래서 그는 사과식사법에다 생야채를 한 가지씩 보태어 나가기 시작했다. 편두통을 일으키는 것으로 믿어지는 생야채는 피하고 편두통과 관계가 없는 것들만 선택해 나갔다. 그러다가 마침내 편두통을 일으키지 않는 식사법을 알아 내어 자신의 고질병을 완전히 고칠 수가 있게 되었다. 그것은 실로 놀라운 발견이었다.

 그러한 그에게 어느날 한 편두통 환자가 우연히 찾아 왔었는데 그는 편두통 때문에 회사의 출근율이 좋지 않아서 쫓겨날 지경이라고 호소했다. 막스 거슨은 그에게 자신이 취했던 식사법을 그대로 안내하면서 철저히 준수할 것을 다짐했다. 그리고 그는 그 환자에 대한 일을 까맣게 잊어버리고 있었다.

 어느날 편두통을 완쾌시킨 그 환자가 찾아 왔었는데 거슨 박사는 그를 전혀 알아 보지 못했다. 그럴 수 밖에 없었던 것이 그 환자는 심한 낭창도 앓고 있었는데 거슨이 안내한 식사법으로 그는 편두통만 고치게 된 것이 아니라 그 보기 흉한 낭창까지도 완쾌시켜서 깨끗한 모습으로 나타났기 때문이었다.

 막스 거슨이 식사법으로 낭창을 고쳤다는 소문이 퍼져나가자 많은 낭창환자들이 막스 거슨의 병원으로 몰려 들게 되었다. 그 당시 유럽에는 낭창환자들이 아주 많았다고 한다. 피부과가 전공이 아닌 막스 거슨의 병원에 낭창환자들이 몰려들자, 피부과 의사들이 그의 행위가 비과학적이라고 비난을 했다. 그에 대하여 막스 거슨은 차라리 자기는 비과학의 길을 걷겠다고 선언했다.

 자연의학을 주장하고 지지하는 이들도 막스 거슨처럼 현대의학의 눈으로 보면 모두 비과학적인 길을 걷고 있는 셈이다. 그들 정통 의학자들은 현대의학계에서 정의하고 공인된 치료법만이 과학적이라고 믿고 있기 때문에 자연의학의 치료법을 비과학적 이라고 몰아붙이게 되는 것이다.

문제는 그들 과학자들이 행하는 치료법에 의해 확실히 고쳐지는 질병들이 과연 있는가 하는 것이다. 있다면 어떠한 질병들이며 치유율은 어느 정도인가.

암 전문가들은 암을 치료한 후 그 환자가 5년동안 생존하게 되면 완치된 것이라고 주장한다. 이러한 주장을 펴기 시작했던 당시에는 암의 발생이 주로 노인들에게서 일어났다. 그 당시에는 오늘날 처럼 젊은이들에게는 암이 잘 발병하지 않았다. 만일 어느 분이 60세에 암이 걸렸다고 하자. 그는 수술, 주사, 약물투여, 방사선 치료 등의 치료를 받아서 65세까지 살게 되었다면 환자나 가족들은 크게 불만해 하지는 않았을 것이다. 만일 그 환자가 60이 아닌 70세의 노인이었다면 의사의 도움으로 5년의 수명을 연장하게 된 환자나 그의 가족들은 주치의와 집도의에게 크게 감사해 했을 것이다. 그는 이미 충분히 살아온 나이인데도 덤으로 5년이란 긴 세월동안 잘 먹고 잘 지낼 수가 있었기 때문이다.

그런데 그들의 경우 대개 암이 재발하여 죽음을 맞을 수 밖에 없었다면 어떻게 설명 할 수가 있었겠는가. 위암으로 수술을 받아 그 쪽은 완치시켰으나 척주에 암이 발생하여 죽게 되었으니 의사의 치료내용과는 무관하다고 할 것인가? 그래서 의사는 무능의 혐의에서 벗어날 수가 있을까. 아니면 그 위장에 다시 암이 재발하여 죽게 되었다면 어떻게 설명할 것인가?

그 보다 이러한 경우엔 어떻게 말할 것인가. 최근의 경우엔 나이와 관계없이 전 세대에 걸쳐 거의 무차별적으로 암이 발생하고 있다. 20살의 환자가 수술후 25세 까지 살았다면 그것을 완치시킨 것으로 볼 수가 있을까? 30살의 경우엔? 10살의 경우엔? 그들이 고작 25살, 35살, 15살 밖에 살지 못했는데도 현대의학이 암을 완치시켰다고 할 수가 있을까. 절대로 이러한 경우를 완치시켰다고 말할 수가 없을것이다.

한국인의 평균수명이 70세라고 하면 10살에 암에 걸렸던, 20살에 암에 걸렸던, 그 환자가 70세가 되기까지 생존할 수가 있어야 하며 더욱이 그동안 활기차게 활동을 하면서 인생을 살아갔을 때라야 비로소 그 의사가 암을 완치시켰다고 할 수가 있을 것이다.

감기의 경우에도 마찬가지이다. 초가을에 든 감기를 고쳤는데 겨울에 다시 감기가 찾아왔다고 하면 과연 초가을에 발생했던 감기를 완치시킨 것이라고 주장할 수가 있을까?

현대의학에서는 그렇게 주장하고 있다. 그들은 초가을에 감기를 일으킨 바이러스와 겨울에 감기를 일으키는 바이러스의 종류가 전혀 다르다고 주장한다.

자연의학을 모르는 사람들은 여전히 현대의학을 절대적으로 신뢰하고 있을 것이다. 그래서 병원의 모든 의사들이 감기를, 아주 쉽게 완치시킬 수가 있다고 믿고 있을것이다.

그러나 병원과 약국들은 급증하고 있는데도 해가 갈수록 병은 점점 더 늘어만 가고 있다. 해마다 일년에 몇 차례씩 걸리는 감기의 횟수가 늘어났으며 아무리 좋다는 약을 이용해 보아도 발가락 사이에서 말썽을 피우는 무좀이 수그러들지 않고 있다.

길거리에 나서면 수많은 약국과 의료기관의 간판들, 실로 많은 사람들이 초대형 병원과 의료진들을 믿고 들락거리지만 해마다 환자와 의료비는 늘고 있다.

20세기초 미국 정부에서 현대의 정통치료법의 효과가 겨우 15~20% 밖에 되지 않는다고 공언했다는 사실은 시사하는 바가 크다.

우리나라도 일부 양심적인 의사들은 현대의학에서 진단이 가능한 질병이 전체 질병 중에서 20% 정도이며 그중 치료가 가능한 질병은 10% 정도에 불과하다고 고백하고 있기도 하다.

눈부신 발전을 거듭하고 있다는 현대의학이지만 인간에게 나타나는 질병 중 고작 10% 정도만 고칠 수가 있고 나머지 90%의 병에 대해서는 사실상 속수무책이라는 것이다.

결론적으로 현대의학의 가장큰 한계와 문제점은 질병과 치료를 부분적으로 생각하고 있는 점이다.

현대의학의 특징이 계량화, 정량화, 세분화인데 이 계량화, 정량화 ,세분화가 오히려 현대의학의 한계와 문제점이 되고 있다는 뜻이다. 인체는 모든 부분이 유기적으로 연결돼 있는 유기체이기 때문이다. 오늘날 현대의학에서도 일부 선각자적인 의료인들이 전인의학을 수용하고 있는 이유이기도 하다.

5. 암을 근본적으로 고치는 원리

1) 면역기능이 약해지면 병에 걸린다.

　자연치유력에서 설명했듯이 인간은 누구나 태어나면서 외부의 수많은 유해물질 또는 병균으로부터 자신의 신체를 방어하고 보호하는 면역기능을 가지고 있는데 살아가면서 또는 태어날 때부터 이 자가면역 기능이 약해졌거나 무슨 이유에서건 제 기능을 할 수 없게 되면 병에 걸린다는 논리다.
　요즘은 현대의학에서도 많은 의사들이 이 인체의 자가면역기능에 대해 수긍하면서 인정을 한다. 필자가 잘 아는 모 대학병원의 병원장 한 분이 있는데 이 분은 늘 입버릇처럼 자신이 환자들의 병을 고쳐주는 것은 아니라고 말한다.

독실한 기독교 신자인 그분은 하나님이 병을 고쳐주거나 환자 자신이 병을 고칠 뿐, 자신이 병을 고쳐주는 것은 아니라고 말하는 것이다.

자신은 그저 하나님이건 환자 자신이건 병을 고칠 수 있도록 보조적 역할만 해주고 있을 뿐이라는 것이 그분의 주장이었다. 현대의학의 눈부신 발달이나 그 빛나는 성과를 부인하거나 가볍게 여긴다는 뜻은 절대 아니다.

어떤 형태로든 모든 질병은 인체 자가면역기능의 약화 내지는 상실로부터 오는 것만은 분명하다. 유해환경이나 음식 또는 병균에 노출되었을 때 인체 면역기능이 능히 이를 물리칠 수 있는 힘이 있다면 병에 걸리지 않는다.

21세기 흑사병 혹은 천형으로 명명되기까지 하는 AIDS의 우리말 번역이 바로 후천성 면역결핍증이라는 것만 봐도 인체 자가면역기능의 중요성은 더 이상 설명이 필요 없다.

에이즈 바이러스에 의해 면역기능이 공격받아 제 기능을 발휘하지 못하다보니 사소한 균이나 유해환경에 노출돼도 치명적일 수밖에 없지 않는가.

사람은 누구나 몸이 아플 때나 병에 걸리게 될 때쯤이면 본능적으로 그 며칠 전에 이상한 감을 감지한다. 흔히들 하는 말로 '요즈음 이상하게 컨디션이 좋지 않아', '몸이 괜히 으슬으슬한데 감기가 오려나봐', '짜증이 나고 이상하게 몸이 무겁고 피곤해' 하는 등등의 조짐이 나타나는 것이다.

외부의 적이나 유해환경으로부터 자신의 신체를 방어할 수 있는 면역기능이 떨어졌다는 징조다. 이럴 때는 앞 뒤 가릴 것 없이 쉬든지 현대 의학적인 도움을 받든지 아니면 면역기능을 증강시킬 수 있는 방법을 강구해야 한다. 그런 상태임에도 일상생활을 평소대로 한다면 유해환경이나 병균에 질 수밖에 없다.

2) 몸에서 보내는 구조 신호들

한 번이라도 감기나 아니면 다른 질병을 앓아 본 경험이 있는 사람이라면 되짚어 생각해보라. 아무런 전조 증상 없이 어느날 갑자기 감기에 걸려 기침을 쿨럭이고 오한에 떨고 콧물이 줄줄 흐르거나 또 목이 잠기는 증상이 나타났는가를!

각종 생활습관병이나 만성병 심지어 암도 마찬가지이다. 인체 면역기능은 반드시 자신의 능력으로 방어하지 못하는 무서운 유해환경 또는 적이 침입하게 되면 신호를 보낸다. 어떤 형태로든 구조신호를 보내면서 몸을 지키려고 최선을 다한다. 이것을 감지하여 즉각 대처하는 사람은 건강을 지킬 수 있는 것이겠고 방치하는 사람은 반드시 그 대가를 치르게 된다.

대부분의 난·불치병 환자들은 자가면역기능이 형편없는 환자들이다. 이런 환자들이 현대적 외과수술이나 또는 방사선, 항암요법 등을 받는다 해도 견디지 못한다.

3) 인체의 면역 기능을 증강시키는 자연식

현대에 와서 생활습관병의 대부분은 잘못된 섭생에서 비롯된다는 데에 거의 모든 사람들이 동의하는 추세다. 정제된 가공식품, 지나친 육식, 인체에 위해한 각종 화학첨가물들이 체내에 축적되면서 오랜 세월 동안 자가 면역 기능을 퇴화시키거나 무력화시켜 병을 유발시키는 것이다.

흔히 육식을 적게 먹고 채식을 많이 해야 만성 생활습관병을 비롯한 각종 질병에 강해진다는 얘기는 아마 독자들도 귀에 못이 박히도록 들어왔을 것이다.

인간은 애초 태어날 때부터 채식을 해야 하는 알칼리성 신체 구조로 태어났다. 육식동물과는 달리 장의 길이가 길다는 것이 바로 사람은 채식 동물이라는 증거이다. 동물 중에서도 육식동물과 채식 동물은 장의 길이가 현격하게 다르다. 육식동물은 장의 길이가 짧은 반면 사람을 위시해 소나 양 등의 채식 동물은 장의 길이가 상당히 길다. 태초에 인간은 자연에서 태어나서 자연 속에서 가장 자연적인 것으로 의식주를 해결하다가 자연으로 돌아갔다.

두뇌가 발달한 인간이 불을 발견하고 편리성을 추구하면서 현대에 이르게 되어 지구상에서 가장 먹는 것을 가리지 않는 잡식 동물화된 것이다.

최근 들어 공해 · 무공해 공방이 치열해지면서 무공해 식품이 각광을 받는 것도 인간의 본능적인 생존에 대한 집착이다.

자연 그대로의 산나물과 더덕, 도라지, 토란, 연근, 연밥, 고사리, 두릅, 달래, 시금치, 뽕잎, 오디, 버찌, 대추, 밤, 도토리, 산초, 호두, 잣, 콩, 깨, 달래 등의 수많은 열매와 냉이, 씀바귀 등등 들나물은 불과 수십 년 전만 하더라도 일상적으로 먹던 음식들이었는데 지금은 귀한 건강식 또는 강정식으로 사람들에게 대접받고 있다.

특히 수십 년 된 도라지의 경우 그 탁월한 효능은 최근 들어 의학적으로도 인정받고 있으며, 심지어 시골 등지에서 지천에 널려 있던 솔잎조차 요즘에 와서는 '즙을 짜서 먹는다', '말려 갈아서 차를 만들어 마신다' 하면서 법석을 떨고 있다.

생식이 현대인들에게 대체식으로 각광받는 것은 애당초 채식 동물인 인간이 육식 위주의 식사를 함으로써 각종 난·불치성 병에 걸리기 때문이다. 물론 생식이나 자연식이 무조건 좋거나 만병통치라는 것은 아니다. 단지 난.불치병에 걸릴 확률이 그만큼 낮아진다는 얘기다.

일부 서양 의학자들 사이에서도 생식의 효능과 놀라운 자가 면역 복원력을 인정하여 이를 암 등의 환자 치료에 이용하고 있다. .

주지하다시피 약은 어떤 약이건 반드시 약과 독의 양면성을 지니고 있다. 따라서 질병을 고쳐주는 약이 될 수도 있지만 또 다른 몸의 면역 기능을 해치는 독이 될 수도 있다는 사실을 명심해야 한다. 암 환자의 경우 항암제나 방사선 요법의 부작용이 그 실례다. 항암제의 엄청난 고통과 부작용을 경험한 환자들은 대부분 항암제의 사용을 꺼리는 실정이다. 비단 항암제 뿐만아니라 가장 일반적인 감기약 종류도 마찬가지다. 대뇌 중추 기능에 작용해서 졸음을 오게 한다거나 간 기능에 장애를 초래케 하는 등 약이 되면서 독이 되는 이중성을 보인다.

인간의 역사가 자연에서 시작되며 수많은 산야채와 열매와 초근목피를 먹고 살아왔다는 것은 누구도 부인하지 못할 역사적인 진실이다. 현대에 와서 물론 체질이 변한 것도 사실이다. 채식 위주의 신체 구조가 육식 위주의 신체 구조로 아주 조금씩 변하는 것은 사실이다. 그러나 육식 위주의 서구인들이 난·불치성 만성병에 훨씬 더 많이 시달리고 있다는 것 또한 주목해야 한다. 인체가 필요로 하는 단백질이나 지방질이 채소류에도 얼마든지 있다.

고단백요법이라고 하면 사람들은 무조건 쇠고기, 닭고기 등을 연상하며 지방질 하면 돼지고기 등을 연상하는데 이는 아주 잘못된 생각이다. 콩이나 깨 같은 식물성 음식에도 얼마든지 인체가 필요로 하는 고단백질이 함유돼 있다. 호두나 참깨, 들깨는 물론 암 환자에게 놀라운 치료 효과를 보이는 비타민 B_{17}의 원료가 되는 살구씨 등에도 훌륭한 기름이 함유돼 있다.

이런 식물성 고단백질이나 지방질에는 동물성 단백질이나 지방과는 달리 혈관을 틀어막아 피의 흐름을 방해하거나 막는 콜레스테롤이 거의 없다.

식물성 단백질과 지방은 콜레스테롤이 적을 뿐만 아니라 오히려 그 성분 중의 하나인 불포화 지방산은 콜레스테롤 등을 없애 동맥경화증을 치유시켜 주기도 한다.

  우리는 이따금 병원에서 시한부 선고를 받은 난·불치병 환자들이 산 속에 들어가 자연과 생활하면서 기적처럼 병을 고쳤다는 애기를 듣는다. 그러나 자세히 알고 보면 결코 기적이 아니다.

  깨끗한 공기, 미네랄이 풍부한 물, 대지의 정기를 온몸으로 흡수하면서 세속의 가공식품 대신 무공해의 풀뿌리, 나무열매, 나무껍질, 나뭇잎 등 초근목피로 연명하면서 인체의 자가 면역 기능을 강화시켜 난·불치병을 물리치는 것일 뿐이다. 선지자들의 양생 비법은 가장 자연적인 것이다.

  필자가 가급적 화학 성분의 약을 자제하고 자연식이나 대체식 위주의 방법으로 자가 면역 기능을 강화하라고 하는 것도 선지자들의 놀라운 경험방을 원용한 것일 뿐이다.

  육식을 가급적 줄이고 채식 위주의 식생활을 권장한다.

4) 긴장하거나 분노하지 말라

  긴장, 분노, 좌절감, 적대감, 흥분 등 인체의 생리 기능에 부정적 영향을 미치는 감정 스트레스. 비록 스트레스의 수치적 객관화는 현대과학이나 의학으로 불가능하지만 만병의 원인이라는 것은 수많은 실험과 임상결과로 확인된 사실이다.

  스트레스 중에서도 특히 지나친 긴장이나 분노는 인체에 치명적으로 작용한다. 즉 모든 생리 기능을 순간적으로 멈추게 하거나 역행시켜 버리기 때문이다. 이런 멈춤이나 역행의 시간이 길거나 잦을수록 그만큼 몸이 망가질 수밖에 없다.

　사람이 스트레스를 받게 되면 즉각적으로 뇌의 교감신경으로 전해져 즉시 온몸에 스트레스에 대처하기 위한 비상령을 내린다. 이렇게 되면 내장, 근육은 물론 인체의 모든 자율신경까지 순간적으로 기능을 멈추고 교감신경의 명령을 따른다. 물론 그 시간은 0.1초 또는 0.01초일 정도의 찰나에 불과하겠지만 결과는 때론 목숨을 잃을만큼 치명적으로 작용한다. 심장마비 등 급사뿐만 아니라 모든 심인성 질병을 유발케 하는 것이다.

　특히 스트레스에 민감한 심장·위장·간장은 스트레스를 받을수록 그 기능이 정지 또는 역행으로 인체의 모든 기관·기능에 장해를 초래케 한다.

　심장의 경우 긴장과 분노는 뇌의 교감신경으로 전해져 뇌의 부신을 자극하면 아드레날린이라는 호르몬이 분비되는데 이 아드레날린 호르몬은 혈관을 수축시켜 혈압을 오르게 할 뿐만 아니라 심장박동 횟수와 강도를 증가시켜서 심장의 혈액방출량을 대량으로 증가시킨다. 결과적으로 심장의 산소 소비량을 증가시키는 것이다.

　그러나 심장의 산소 소비량은 증가된 반면 심장근육에 혈액을 공급해 주는 관상동맥은 오히려 수축되어 혈액순환이 증가되지 못해 결국 심장에 피가 모자라는 허혈현상이 발생하며 이로 인해 심장근육이 굳어지는 심근경색증이라는 심장병이 발병되는 것이다. 심장병 환자들에게 긴장이나 흥분, 분노가 급사를 일으킬 수 있는 것도 바로 이러한 인체의 영향 때문이다.

5) 긴장·분노의 감정은 만병의 원인

위장의 경우도 마찬가지다. 위의 연동운동을 관장하고 있는 자율신경이 긴장과 분노로 자주 멈추게 되면 그 기능을 상실하게 된다. 즉 자율신경실조로 위의 연동이 무력화되어 소화장애, 위축성위염 등 각종 위장병을 초래케하는 것이다.
 긴장 또한 그 어느 장기 못지 않게 간장에 직접적인 반응을 한다. 긴장이나 분노뿐만 아니라 깜짝 놀라거나 순간적으로 무서운 일을 겪을 때도 이러한 반응은 일어난다.
 흔히 사람들이 '아이구 깜짝이야. 간 떨어질 뻔했네' 또는 '간이 콩알만해졌다'는 표현을 쓰기도 하는데 이것은 이러한 반응을 잘 나타낸 말이다.
 인간에게 간이 떨어진다는 것은 곧 죽음을 의미한다. 죽는줄 알 만큼 무서운 일을 겪었다는 뜻이다. 간이 콩알만해졌다는 것은 강력한 간의 수축작용을 나타내 주는 말이다. 간의 놀라운 재생 또는 복원능력은 최근에 와서 의학적으로 증명되었지만 이의 수축작용이나 중요도는 본능적으로 우리 생활에서 오래 전부터 암시돼왔던 것이다. 그만큼 크게 놀라거나 노여워하는 등 부정적인 인체의 감정에 가장 민감하게 작용하는 것이 간장이다. 이는 역설적으로 신경질적이고 벌컥벌컥 화를 잘 낸다거나 예민한 사람은 십중팔구 간장이 튼튼하지 못했다는 것을 의미한다.

6) 건강한 삶은 마음먹기 나름

긴장이나 분노뿐만 아니라 공포감도 인체에 치명적이다. 극도의 공포감 즉 생명에 위협을 느낄 정도의 상황에 직면하게 됐을 때 사람들은 '온몸이 얼어붙는다', '등골이 오싹하다', '살 떨린다' 등의 반응을 겪는다. 사람이 극도로 흥분, 분노하게 되면 온몸이 부들부들 떨리듯이 극도의 공포감, 불안감도 온몸을 떨리게 한다. 이 모든 상태가 스트레스에 대응하기 위한 신체의 비상반응이다.

이순간 인체의 모든 다른 기능이 정지되는 것이다. 이 반응 상태가 제어한계를 넘으면 졸도, 의식불명, 심지어 사망까지 이르게 되는 것이다. 따라서 이런 스트레스에 자주 노출된다거나 지속적으로 계속되면 제아무리 철인이라도 견딜 수가 없게 된다. 인체의 자가면역 기능까지 약화 또는 무력화시켜 버리기 때문에 암을 비롯한 만병의 근원이 되고 있는 것이다.

어떤 위기 상황을 겪고 났을 때 '휴우-' 하고 내쉬는 안도의 한숨, 그 '휴우-'의 의미를 생각해 보면 순간적으로 호흡기능이 정지됐기 때문에 자신도 모르게 큰 숨이 나온 것이다.

우리가 일상생활을 하면서 무심히 지나칠 수 있는 모든 신체반응은 이처럼 다 이유 있는 반응인 것이다.
　그렇다면 건강하게 살기 위한 방법은 간단하다. 우리 몸에 스트레스를 주지 않는 것, 즉 질병 예방을 위해서 우리가 할 수 있는 일은 웃으며, 행복하고 즐거워하며, 기쁘고 감사하며 사는 삶이다. 바로 건강한 삶에 이르는 지름길은 우리 마음에 달린 것이다.

6. 암을 고치는 생활면역강화법

1) 육식을 적게 하고 채식을 많이 하라

"돈을 잃는 것은 적게 잃는 것이요, 명예를 잃는 것은 크게 잃는 것이요, 건강을 잃는 것은 모든 것을 잃는 것이다."

사람이 태어날 때 부터 육식이 아닌 채식주의자라는 사실은 앞에서도 설명했듯이 신체구조적으로 긴 장의 길이가 입증해 주고 있다. 또한 육식을 많이 하게 되면 동물성 지방과 단백질의 콜레스테롤로 인하여 동맥경화의 우려가 높으나 식물성 단백질과 지방은 콜레스테롤이 없고 그 불포화 지방산은 오히려 동맥경화증을 치유하기도 한다.

옛날 우리 조상들 중에도 무병장수하고자 한 사람들은 정기가 좋고 물이 맑은 깊은 산 속에 들어가서 신체를 다듬었다. 그들은 세속의 음식 대신 산 속에서 나는 풀뿌리, 나무열매, 나무껍질, 나뭇잎 등의 초근목피로 연명하면서 생활하였다. 따라서 육식보다는 자연식인 채식이 무병장수에 훨씬 더 도움이 되는 것이다.

2) 자연의 당분을 많이 섭취하라

가공된 단것을 적게 먹고 자연의 당분을 많이 섭취하는 것이 건강에 좋다. 백설탕과 백미를 많이 먹는 것은 몸에 나쁘다는 것을 다 알면서도 현미식 실천을 하지 못하고 있다. 백미는 자연의 영양분이 없어져 나쁘며 현미나 통밀가루는 자연의 영양분이 살아있기 때문에 우리 몸에 유익하다. 흰 설탕, 백미, 흰 밀가루는 우리 몸에 들어가서 다시 몸속의 영양분과 화학반응을 일으켜 흡수 또는 배설이 되므로 지나친 섭취는 몸에 해로운 것이다.

즉 쌀밥을 먹으면 몸속에서 소화되어 전화당이 되었다가 포도당이 되어서 에너지로 흡수된다. 그러나 자연의 당분은 인슐린이 없어도 직접 몸에 흡수가 된다. 그렇다고 한꺼번에 너무 많이 먹는 것도 좋지 않다. 아무리 자연의 과당이라도 인체의 흡수에도 한계가 있기 때문이다.

먹는 방법은 농약이 없다면 과실 껍질에 영양분이 많이 들어있기 때문에 껍질째 먹는 것이 좋다. 또 섬유질도 많아서 좋다. 한편 살구씨, 복숭아씨를 핵과라고 할 수 있는데 특히 이 과일은 체내의 독성을 배출시켜 주는 작용을 한다. 그러나 이러한 과일도 사람에 따라 몸에 잘 맞고 맞지 않기도 한다. 배를 좋아하는 사람, 사과를 좋아하는 사람, 딸기를 좋아하는 사람, 포도를 좋아하는 사람 등 각각이기 때문이다.

3) 적게 먹으면서 오래 씹어라

모든 음식은 적게 먹고 오래 씹어야 한다.
지금도 지구촌 일부에서는 식량이 부족하여 많은 사람들이 굶어죽어간다고 보도되고 있다. 그러나 식량이 풍부한 나라에서는 오히려 사람들이 음식을 너무 많이 먹어 병에 걸려서 일찍 죽는다고 한다. 일찍이 미국 상원위원회에서 미국인들이 건강이 나쁘고 병이 너무 많다며 막대한 예산을 들여서 원인규명을 했는데 결론은 잘못된 식생활 습관 때문이라는 것이었다.
육식, 미식을 너무 많이 하여 스스로 병을 만들고 빨리 죽어가고 있다는 것이다. 우리는 TV와 잡지, 신문 등 매스미디어를 통해 자연식을 하면 건강에 더 좋다는 이야기를 자주보고 듣고 하고 있다. 그래서 소식을 하고 섬유질이 많은 것을 자연 그대로 전체식을 하면 인체의 자가면역력이 배가 된다는 사실도 알게 되었다. 그리고 입안에 들어간 음식을 50~100번 정도 잘 씹어 먹으면 소화가 잘되며 영양분의 흡수도 잘 된다는 사실도 알게 되었다. 음식을 잘 씹어 먹으면 소화뿐만 아니라 침의 놀라운 살균작용과 함께 면역력이 강화되며 구강운동도 그만큼 많이 되는 것이다.

그러나 문제는 실천이다. 실천하지 않으면 무병장수와는 아무런 관련이 없는 지식이 될 뿐이다.

4) 번민하지 말고 숙면을 취하라

사람들이 즐겁고 행복해 할 때는 얼굴표정에 나타날 뿐만 아니라 혈액순환도 잘된다. 즉 엔돌핀이 잘 분비된다. 그러나 놀라거나 나쁜 말을 듣거나 근심을 하게 되면 곧 밥맛이 떨어지고 맥이 풀린다. 혈액순환이 잘 안되니 얼굴 표정도 좋을리가 없다.

물약유희라는 말이 있다. 의약물에 의존하지 말고 항상 유쾌한 생활을 하라는 것이다. 약물을 많이 복용하는 것은 건강을 도리어 해칠 수도 있고 근본적으로 해결이 되지 않는다는 뜻이다. 바로 약이면서 독이 될 수도 있는 약의 양면성 때문이다. 그러므로 마음을 안정시키고 즐겁고 행복하게 생활 하는 것이 건강의 근본이 된다는 말이다.

동양사상에 일체유심조, 즉 세상만사는 사람의 마음먹기에 따라서 좋게도 되고 나쁘게 되기도 한다는 말이 있다. 요새말로 매사에 긍정적인 사고를 하자는 것이다. 그러므로 번민하지 말고 항상 기쁘고 즐겁게 인생을 살아가라도록 하라. 그리고 사람은 왕성하게 움직이고 활동하는 것도 좋지만 그것도 무턱된 것보다는 조화가 있는 것이 좋다.

인간 동작은 그 자체가 늘 긴장 상태이므로 리듬을 조절하기 위해서는 이따금 긴장을 풀어야 한다. 그러기 위해서 휴식이 필요한 것이다. 즉 일을 하다가 쉬기도 하고 앉아서 호흡을 조절하며 긴장을 풀기도 해주어야 하는 것이다.

건강한 사람이라면 하루 종일 피로와 긴장을 푸는데 밤사이에 잠을 잠으로써 해결된다. 잠을 잘 때에는 생리상태가 일부 중단 되므로 혈액순환이 잘 되지 않는다. 이때에 요와 이불을 너무 두껍게 해서도 안되며, 잠자리의 온도를 너무 덥게 해도 체력이 소모되며, 너무 차게 해도 근육이 굳어진다. 따라서 실내 온도를 적당히 조절해야 하며 또 산소공급을 위하여 환기가 잘 되게 하는 것이 좋다.

휴식을 지나치게 취하거나 잠을 너무 오래 자면 오히려 피곤한 것도 이런 원리 때문이다.

5) 화를 내지 말고 많이 웃어라

일상생활을 하면서 노하거나 흥분하는 것이 나쁘다는 것 또한 다 아는 사실이다. 한번씩 흥분할 때마다 그만큼 생리상태가 중단되거나 역행될 뿐만 아니라 체내의 내분비선에서 독소가 나오기 때문에 생리적 기능에 도움이 되지 않고 생명을 단축하는 방향으로 작용하기 때문이다. 흥분하거나 긴장하게 되면 인체의 모든 기관이 비상 상태가 된다는 것은 의학적으로도 이미 알려진 사실이다.

노기 충천하다거나 살기를 띈다는 것은 그만큼 독소를 많이 내뿜기 때문에 타인의 눈에도 보이는 것이다. 남에게도 그러할진대 당사자의 몸은 얼마나 망가지겠는가.

일노일노, 일소일소라는 말처럼 노하면 노한만큼 늙어지고 한 번 웃으면 또 그만큼 젊어진다는 것이다.

6) 욕심을 적게 가지고 많이 베풀어라

사람들은 누구나 살아가면서 무엇인가 하고자 하는 욕심이 있다. 그리고 사람들은 그 희망으로 삶의 보람과 성취감을 느낀다. 희망이 없는 사람은 죽은 사람과 같다. 그러나 자기의 분수를 모르는 지나친 욕심은 허례허식이라고 할 수 있는데 이 욕심은 건강을 해칠 뿐 아니라 타인의 조소를 면치 못한다. 그러므로 지나친 욕심은 억제하여야 한다. 즉 절제생활을 하여야 한다는 것이다.

'사람이 중심과 바른 바를 잊으면 모든 일을 이룰 수가 없고, 물건이 중심을 잃고 비뚤어지면 드디어 자체가 거꾸로 넘어진다'는 말이 있다. 그러므로 쓸데없이 욕심만 내는 것은 건강에 좋지 않으며 또 베풀수록 건강에도 유익하다.

  이와 함께 좋지 못하고 쓸데없는 과거의 일은 빨리 잊어버릴수록 좋으며 잠은 충분하게 자야 그 다음 깨어나서 일을 잘 할 수 있으며 땀도 적당히 흘리고 대소변도 잘 보아야 체내의 불필요한 독소들을 빨리 체외로 내보낼 수 있는 것이다. 또한 사람을 많이 사귀고 유쾌히 살면서 일상생활에 있어서는 활동을 많이 하면서 또 운동을 하면 혈액순환이 잘 되기 때문에 강건해질 수 있는 것이다.

7) 옷을 얇게 입고 목욕을 자주 하라

  옷을 얇게 입고 목욕을 자주 하는 것이 좋다. 옷을 얇게 입으라는 말은 가능한 한 공기의 유통을 좋게 하여 산소의 공급을 많이 해 피부의 호흡을 잘하게 하라는 뜻이다. 이렇게 하여 인체 내에서 나오는 독소를 빨리 외기 중으로 분산시키라는 것이다. 병의 근원이 되는 체내 독소를 체외로 빨리 배설하는 것이야 말로 무병장수 방법의 핵심이다.

  독소의 체외배출은 수많은 생활습관병은 물론 노화방지, 암예방에 특히 유효하다. 암환자의 자연요법에는 풍욕이 좋으며 병원에서는 산소요법을 하는 것이 좋다는 것은 수차 강조했듯이 암세포가 산소에게 꼼짝 못하는 혐기성 세포이기 때문이다.

  그런데 사람들은 별로 춥지 않은데도 합성섬유의 옷을 몇 겹씩

껴 입고 있다. 그것도 모자라 목도리를 하고 장갑까지 낌으로써 피부의 호흡을 완전히 막고 있다. 이런 측면에서 한 겨울이 아닌 경우라면 미니스커트는 건강에 좋다고 할 수 있다. 손목과 발목 부분에서 수시로 공기가 들어가게 하고 가능한 내의를 얇게 입거나 입지 않는 것이 좋다. 습관이 되면 가끔 찬 공기가 몸에 스며드는 것이 피부단련에도 도움이 된다. 이것이 습관화되면 감기같은 잔병치레는 하지 않게 된다.

겨울에는 더운 방에 있다가 가끔 밖에 나가서 찬 공기를 마시고 쐬는 것이 좋다.

목욕을 자주 하는 것이 좋은 것은 몸을 깨끗하게 하는 것도 있지만 목욕은 공기욕을 겸하고 있기 때문이다. 특히 여름의 야외 수영은 공기욕, 일광욕과 운동을 겸하는 목욕인 것이다. 목욕할 때에 최근에는 목욕물에 인삼, 창포, 쑥, 솔잎을 넣어서 하는 사람들도 있다. 목욕을 하고 나면 얼굴에 윤기가 나고 피부도 매끄러워지는 것은 누구나 체험했을 것이다.

8) 차를 적게 타고 많이 걸어라

20~30년 전만 해도 가까운 곳은 물론 10km 내외쯤은 걸어서 다녔다. 그때문에 사람들이 그렇게 운동이 부족하지 않았고 대체로 건강했다. 그런데 요즘은 버스정류장 하나 정도의 거리도 자가용이

나 버스를 기다려서 타고 간다. 조금 걷는다면 굳어졌던 근육이 얼마나 부드러워질까? 또 아파트와 같은 고층 건물들이 많아 하루에 2~3회씩만 걸어서 오르내리면 건강에 도움이 될 터인데도 꼭 엘리베이터를 기다려서 타고 다니는 실정이다.

또 지금은 교통수단이 빠르고 좋아져서 더욱더 사람들이 걷지 않으려고하고 걷지도 않는다. 그러므로 건강이 나빠지고 인내력이 약해졌다. 최근 신문보도에 따르면 우리나라 청소년들이 체격은 커졌는데도 끈기나 인내력은 오히려 몇년전보다 떨어졌다는 사실이 확인됐다. 그만큼 내공이 없다는 것이다. 따라서 생활 속에 운동을 겸하거나 늘 걸어다니는 습관을 갖는 것이 좋을 것이다.

걸음은 사람이 자연으로 하는 전신조절 운동이다. 전신의 피로가 풀리고 혈액순환과 소화가 잘 되며 정신도 상쾌해진다. 그리고 외기를 쏘이므로 피부미용에도 도움이 된다. 신선한 공기를 마시러 산과 바다로 가서 걸어보자.

이처럼 무병장수를 위한 자가면역력 증강법의 원리는 화학기호나 수학공식처럼 복잡하거나 어렵지 않다. 누구나 마음만 먹으면 실천할 수 있는 내용들이다. 그러나 그 실천의 유·무에 따른 결과는 어느 것과도 비교할 수 없다. 자가면역력을 증강시킬 수 있다는 것, 그것은 바로 무병장수로 귀결되기 때문이다.

이 책을 읽은 독자들에게 암을 비롯한 모든 병의 근원은 바로 자신이며 치료 또한 자신으로부터 시작된다는 것을 강조하고 싶다. 그러므로 난·불치병은 결코 있을 수 없는 것이다. 인간이 찾지 못했다고 해서 '희망'마저 버릴 필요가 있겠는가.

　인간의 논리로 '난·불치병'이라고 한만큼 다시 인간의 논리로 '고칠 수도 있는 것'이다.

9) 흉선을 강화해라

　인간이 나이가 들면서 면역계가 약해지는 것은 주로 흉선에 있는 T-세포의 활동이 약해지기 때문이라는 주장이 오늘날 현대의학의 주된 이론이다. 원래 200~250g 정도이던 흉선이 성장이 멈추면서부터 점점 축소되어 60세가 넘으면서는 사람에 따라 약간씩 차이는 있겠지만 거의 흔적만 있을 정도로 줄어든다고 한다.

　골수에서 생성된 간세포를 성숙시켜 T-세포로 분화되게 해주는 것이 흉선에서 분비되는 티모신 이라는 호르몬인데 나이가 들게 되면 흉선이 수축되어 티모신 분비량이 줄어든다는 것이다. T-세포의 분화를 돕는 결정적인 호르몬이 티모신인데 이 티모신의 양이 줄어들게 되면 자연히 T-세포의 능력도 급격히 떨어지게 된다는 것이다. T-세포의 능력이 약화되면 당연히 체내의 면역체계도 약화되어 인체의 항상성 즉 자연치유력도 떨어진다는 것이다. 따라서 면역력을 높이려면 가장 먼저 해야 할 일이 흉선을 강화하는 것이다.

　인체의 면역체계에서 T-세포는 면역체계를 총괄하는 사령관격이라 할 수 있다. T-세포가 제기능을 발휘 못하면 면역을 직접 실행할 수 있는 항체 생산 명령을 내려줄 수가 없기 때문이다. 군대나 경찰이라고도 할 수 있는 항체가 없으면 면역체계 전체가 의미가 없기 때문이다. 따라서 흉선의 강화는 면역을 높여주는데 있어 가장 중요한 일이라 할 수 있다.

1980년대초에 전세계를 공포로 몰아넣은 AIDS 라는 병을 우리는 기억하고 있다.

영어로 Acguired Immune Deficiency Syndrome 인데 이 머리글자를 따서 에이즈 AIDS 라고 불리고 있다. 이 에이즈라는 병은 에이즈 바이러스가 몸안에 들어오면 제일 먼저 체내의 헬퍼 T-세포를 파괴시켜버린다. 다시말해 면역계의 총사령관을 제거해 버리니까 인체의 면역체계 자체가 무너져 버리는 것이다. 그렇게 되면 에이즈 환자는 면역부전이 되고 사소한 세균이나 바이러스에도 병을 앓게 되는 것이다. 우리말로 후천성면역결핍증후군 이라고 하는 것은 에이즈 바이러스로 인해 후천적으로 면역체계가 붕괴되었다는 것을 뜻하는 것이다.

현대의학이든, 영양학이든, 한의학, 대체의학에서든지 면역력을 높이기 위해서 무엇보다도 흉선을 강화하여야 하는 이유가 여기에 있는 것이다.

그렇다면 어떻게 하면 흉선을 튼튼하게 할수 있을까. 비타민 B군을 일반적으로 면역 비타민이라고 한다. 비타민 B가 부족하면 흉선이 위축되면서 활동력이 떨어지게 된다. 결국 T-세포에 영향을 주어 면역계통이 약해지게 되는 것이다.

비타민 B군에는 B_1, B_2, B_3, B_6, 판토텐산, 엽산, 비오틴, 콜린, 이노시톨, B_{12} 등 10여 종류가 있다. 비타민 B군과 면역계와의 상관관계에 대한 의학적, 영양학적 복잡한 이론이 있으나 여기서는 비타민 B군이 부족하게 되면 흉선의 기능이 떨어져 결국 면역기능이 약해진다는 사실만 밝힌다. 항원-항체 반응이 순조롭지 않다는 이야기다. 흉선을 강화하기 위한 비타민 B군의 음식물들은 다음과 같은 것들이 있다.

비타민 B군 함유식품류

종 류	함 유 식 품 류
비타민 B_1(티아민)	맥주효모, 땅콩, 밀눈, 쌀겨, 콩, 달걀, 동물의 간, 돼지고기, 뱀장어 등.
비타민 B_2 (리보플라빈)	정제하지 않은 곡식류, 아몬드, 양배추, 동물의 간, 고등어 등.
비타민 B_3(니아신)	맥주효모, 동물의 간, 정제하지 않은 곡식류, 달걀, 콩, 황록색 채소 등.
비타민 B_5(판토텐산)	동물의 간, 정제하지 않은 곡식류, 맥주효모, 달걀, 생선, 콩 등.
비타민 B_6(피리독신)	정제하지 않은 곡식류, 효모, 살구, 콩, 동물의 간, 생선, 꿀, 옥수수 등.
비타민 B_{12}(코발라민)	치즈, 분유, 젖제품, 동물의 간, 고기, 달걀, 조개, 굴, 동물의 내장 등.

비타민B₁₅(팡가민산)	정제하지 않은 곡식류, 맥주효모, 해바라기 씨, 현미, 호박 씨 등.
콜린	콩, 맥주효모, 동물의 간, 밀눈, 달걀 등.
엽산	제품, 황록색 채소, 콩, 달걀, 맥주효모, 생선, 고기 등.
젖이노시톨	밀감류, 정제하지 않은 곡식류, 벌꿀, 맥주효모, 황록색 채소 등
PABA (파라아미노벤즈산)	맥주효모, 동물의 간, 벌꿀, 밀눈 등.
비오틴	맥주효모, 정제하지 않은 곡식류, 달걀, 콩, 동물의 간, 호박 씨 등.

10) 장관腸管과 골수骨髓의 기능을 강화해라

흉선과 마찬가지로 현대의학적 측면에서 보면 장관과 골수도 자연치유력 즉 면역에 중요한 역할을 한다.

장관은 항체를 생산하는 β-임파구의 생산능력을 좌우하고 있기 때문이다.

이같은 장관을 강화시켜주는 방법에는 크게 두 가지가 있는데 하나는 장관의 점막을 보호해주는 방법이고 다른 하나는 장관 속에 살고 있는 여러 가지 좋은 균을 활성화시켜주는 방법이다.

피부와 점막을 보호해주고 활성화시켜주는데 비타민 A가 중요하다는 사실은 의학적으로 밝혀졌다. 따라서 피부가 건조하여 거칠어지고 각화를 잘 일으킨다면 비타민 A 결핍을 생각해볼 필요가 있다.

코, 구강, 위, 장관, 기관지, 눈 결막, 요도 등의 점막이 사실상 면역시스템인데 이 점막을 보호해주는 점액이 항상 분비되어 점막을 보호해주고 있다.

이 점액의 주성분이 무신이라는 사실도 의과학자들은 밝혀냈다. 이 무신의 합성에 비타민 A가 필요하기 때문에 비타민 A가 결핍되면 무신의 공급이 충분하지 못하게 되고 점막의 표면은 거칠게 되어 건조하고 굳어지게 된다. 이와 같이 점막이 굳어지는 상태가 호흡기관에 일어나면 감기와 기관지염에 걸리게 되며 코의 점막도 약해져 바이러스 등의 침입을 막을 수 없게 된다. 비염이나 폐렴이 유발되는 이유가 되는 것이다.

이런 상태가 위나 장에서 일어나게 되면 소화흡수작용이 떨어지게 돼 염증이나 궤양이 발생하게 된다. 특히 장관중 소장과 회장에 많이 존재하고 있는 파이에르 판의 점막이 약해지면 β-임파구의 기능저하로 글로블린 항체 형성에 지장이 초래된다. 이 파이에르 판은 1977년 파이에르에 의해 발견된 체내 면역시스템이다.

장관내 유해균의 증가도 이 파이에르판의 기능을 저하시킨다는 사실도 의과학자들에 의해 밝혀졌다. 이 장관의 기능을 강화시키는 영양소가 비타민 A이다.

1968년 미국 MIT대학의 조지울프 박사가 MIT대학에서 열린 국제의학관련 학술대회에서 비타민 A의 혈중농도가 떨어지면 감염성 질환에 잘 걸린다고 발표했다.

1969년 미국에서 발간되는 '과학'이라는 잡지 2월호에서는 비타민 A가 결핍된 쥐는 박테리아에 대한 저항력이 저하되어 장내의 염증성 질환으로 죽는다는 사실이 발표됐다.

결론적으로 비타민 A가 인체의 면역력을 높여주며 또한 점액을 많이 생성해 장관점막 즉 파이에르판을 보호해 준다는 것이다. 그런데 이런 효능이 있는 비타민 A도 지나치게 많이 복용하게 되면 두통, 구토, 피부발진 등의 부작용이 초래될 수도 있다. 이런 비타민 A의 과잉섭취에 따른 부작용 방지를 위해 체내에서 비타민 A로 변하는 프로비타민A를 섭취하는 것이 안전하다.

요즈음 한창 뜨고 있는 β-카로틴 함유식품이다.

당근, 시금치, 케일, 호박, 고구마, 살구, 복숭아, 참외 등 주로 노란색 계열의 야채나 과일에 β-카로틴이 많이 함유돼있다.

β-카로틴이 최근 들어 면역증강물질로 각광받고 있는 이유도 바로 이런 의과학적 이론 때문이다. 면역력을 높여 암을 치료한다는 면역요법의 중심에 β-카로틴이 있는 것이다.

장관에 좋은 균과 나쁜 균의 종류와 역할

좋은 균과 역할	나쁜 균과 역할
비피두스균, 젖산균, 아시도필르스균 등.	웨르슈균, 포도상구균, 아노이리나제균 등.
① 콜레라, 티푸스, 이질, 식중독을 일으키는 살모넬라균 등의 번식 방지 ② 장관내의 나쁜 균에 의해 만들어지는 암모니아, 나이트로조아민 등의 유해 물질, 발암물질을 분해, 해독 ③ 좋은균에 대한 면역반응으로 나쁜 균에 대한 방어력이 강해지고 몸 전체의 면역력이 높아진다. ④ 음식물의 찌꺼기인 식물 섬유의 일부를 분해하여 장에서 흡수 ⑤ 비타민 B_1, B_2, B_6, B_{12}, 엽산, K 등을 합성	① 체내에 흡수되지 않은 단백질과 아미노산을 부패시켜 암모니아, 아민, 인돌 등의 유해 물질과 유독가스 생산 ② 나이트로조아민, 페놀 등 발암물질을 생산 ③ 소장내에서 세균이 번식하면, 영양의 흡수가 방해되어 설사를 유발 ④ 청량 음료수, 소시지 등 식품에 포함되어 있는 색소류는 장관내 나쁜 균의 작용으로 발암 물질인 방향족 아민 유도체를 생성 ⑤ 담즙의 주성분인 담즙산은 95%가 소장에서 흡수되는데, 흡수되지 않은 것은 대장에서 나쁜 균에 의하여 유해물질을 형성. 이것이 점점 많아지면 장점막의 흡수가 저하되어 설사하게 된다. 또 담즙산은 발암제가 된다. ⑥ 아노이리나제균에 의해 비타민 B_1이 파괴된다. ⑦ 암모니아가 요소로 변하는 과정을 나쁜 균이 방해한다.

장관에 좋은 세균과 나쁜 세균이 있다는 사실도 이제는 널리 알려졌다. 장관의 유해균은 대변에 남은 단백질을 분해하면서 발암물질을 생성하기도 한다.

지나친 육식이 몸에 좋지 않은 이유 중의 하나가 육식으로 인한 단백질은 장내에서 수많은 나쁜 균을 번식시키기 때문이다. 시중에 비피더스균으로 만든 요구르트가 판매 되고 있는 것도 이런 사실 때문이다.

면역에 있어 골수의 역할도 대단히 중요하다.

뼈의 중심부를 골수라고 하는데 이 골수에서 적혈구, 백혈구가 생성된다. 그런데 이 골수의 생성에도 비타민A와 C가 필요하다. 복잡한 이론을 설명하지 않더라도 뼈를 튼튼하게 강화시키는 방법 중의 하나가 비타민 A와 C의 충분한 섭취이다.

뼈는 단백질 콜라겐이라는 젤라틴과 점액질 다당체인 콘드로이틴 황산을 주성분으로 하고 있다. 이 콘드로이틴 황산에 칼슘이 결합되면 뼈가 된다. 따라서 일반적으로 뼈가 약해지면 칼슘이 부족한 것으로 인식하고 있지만 사실은 비타민 A와 C도 뼈 건강에 중요하다.

미국 하버드대학의 H.쇼우 박사는 실험을 통해 비타민 A가 결핍되면 뼈의 발육이 좋지 않게 된다는 사실을 밝혔다. 특히 유아기에 비타민 A가 부족하게 되면 성장발육에 큰 영향을 미친다고 주장했다. 따라서 면역세포의 전구 물질을 형성하는 뼈의 골수기능을 강화해야 면역력이 높아지는 것이다.

이런 측면에서 일반적인 추론이 아닌 의과학적 측면에서 보면 흉선강화와 장관강화, 골수기능강화가 면역력 향상의 핵심이다.

4부

면역력을 높이는
생활습관 실천 방법

1. 자연

1) 햇빛

햇빛은 위대한 치료제이자 인체의 면역력 증강을 위해서 반드시 필요한 절대적 에너지이다. 세상의 모든 풀잎, 넝쿨, 나무, 덤불, 꽃, 과일, 그리고 채소들은 그들의 생명을 햇빛으로부터 받아들이는 것이다. 지구 위의 모든 생물들은 햇빛 에너지에 의존하고 있다. 만약 이같은 햇빛이 없다면, 지구는 황폐하고, 모든 생물이 존재할 수가 없다.

인간은 창백한 피부를 갖도록 창조된 것은 결코 아니다. 인간의 피부는 햇빛과 공기에 의해 지금보다 짙은 색깔을 띠어야 한다.

오랫동안 실내에 머물면 누구나 창백한 모습의 피부를 갖게 되는

데 이것은 햇빛에너지를 받지 못했기 때문이다. 햇빛이 차단된 지하실에 살면 눈에도 곰팡이가 낀다.

생명의 원천인 햇빛 광선이 부족한 사람은 창백한 모습이다. 무기력하고, 빈혈증의 사람들은 대개 햇빛 부족에서 오는 경우가 많다. 실제로 많은 사람들이 단지 햇빛 광선만으로도 병을 치료하고 건강을 회복하기도 한다. 특히 많은 질병의 원인으로 밝혀진 비타민 D결핍의 경우 비타민 D섭취가 아닌 햇빛을 쬐는 것만으로도 고칠수가 있다.

햇빛 광선은 강력한 힘을 가진 살균제이다. 이런 광선을 피부로 흡수함으로써 수많은 양의 살균 에너지를 축적하게 되는것이다. 햇빛은 신경질적인 사람에게 특히 가장 좋은 치료제이다.

긴장된 사람이 햇살 아래에 가만히 누워 있기만 해도 태양의 강력한 빛은 신경과 육체가 원하는 것을 주는데, 그것이 바로 긴장 완화인 것이다.

햇빛은 또한 강장제이며, 안정제이다. 따뜻한 햇빛을 쬐는 동안, 수 백 만의 신경 기관들은 햇빛 에너지를 흡수하여 신경이 과민한 조직에 전달한다.

아름다운 잔디의 작은 공간을 나무 조각과 금속 조각으로 덮어놓아 보자.

나날이 그 아름다운 풀은 수액으로 가득 차 있는 엽록소가 시들어 병이 든 노란 색으로 바뀌어 가는 것을 관찰하게 될 것이다. 잔디가 시들어 죽는 비극이 발생하는데, 그것은 햇빛의 부족에 의한 것이다. 따라서 과일이나 채소와 같은 햇빛에너지가 풍부한 음식의 섭취가 없으면, 생명을 주는 햇빛의 결여로 인체 내에서도 같은 일이 일어난다.

인간은 햇빛 광선을 필수적으로 쬐어야 할 뿐 아니라 태양 아래에서 익은 자연식을 섭취할수록 건강해진다.

신선한 과일과 생야채를 먹으면 수액과 풍부한 영양가가 있는 엽록소를 섭취하게 된다. 엽록소는 식물이 태양으로부터 흡수한 햇빛 에너지로서 손쉽게 먹을 수 있는 가장 풍성하고, 영양가 있는 음식인 것이다.

엽록소는 액체 햇빛이다. 녹색식물만이 강력한 햇빛 에너지를 모아서 인간이나 모든 다른 생물에게 전달하는 비밀스런 방법을 지니고 있다.

신체의 피부에 햇빛을 쬐고, 음식물의 50%를 과일이나 야채로 섭취하면 뛰어난 건강을 갖게 될 것이다.

가장 좋은 햇빛은 이른 아침의 서늘한 광선이다. 오전 11시와 오후 3시 사이의 햇빛은 너무 뜨겁고 자외선이 많다.

과일이나 생야채 같은 자연식을 먹는 것에도 같은 주의가 요구된다. 주로 요리된 음식을 먹어온 사람들이 갑자기 많은 양의 과일이나 생야채를 섭취하게 되면 부작용을 일으킨다는 것이다. 따라서 점진적으로 양을 늘려 나가는 것이 현명하다. 그리고 인체에 좋지 않은 자외선이 발견되고부터 피부를 태양에 노출시키는 데에도 적절한 판단과 주의가 필요하다.

2) 물

　물은 음식물만큼 중요하다. 생명에 필요한 모든 중요한 액체는 물에 의존한다. 물이 없이는 원형질이 존재할 수가 없다. 동식물과 곤충은 물론 새나 물고기도 물이 없이는 존재하지 못한다. 세포도 수분이 부족하게 되면 활동이 중지된다.

　음식은 물이 없이는 소화가 되지 않는다. 인체의 작용 중 가수 분해라고 알려진 화학반응이 있다. 단백질, 녹말, 지방질 등을 변화시켜 세포의 활동에 필요한 영양을 만드는 데에도 물이 필요하다.

　입안에서는 대부분이 수분인 타액이 나와 섭취된 음식물을 소화시키기 시작한다. 다음에는 수분량이 90%인 위액이 위속에서 음식을 소화시킨다. 완전히 액체가 된 음식은 십이지장으로 가거나 혹은 소장의 윗부분으로 가는데, 액체 상태로 소, 대장을 지나면서 내벽을 통해 흡수된다. 물은 결장에서 가장 많이 흡수되는데 여기에서 흡수가 잘 되지 않으면 설사가 일어난다.

　인체는 숨을 내쉬는 데에도 물이 필요하다. 공기가 건조할수록 더 많이 소비되는데 요즈음은 사람들이 가습기를 사용하여 이 수분을 흡수하기도 한다.

물은 윤활유

　인체의 기본적인 윤활유는 물이다. 물은 인체 기관들을 서로 구부러지고 미끄러지게 한다. 물은 관절을 매끄럽게 해준다. 물이 없이는 무릎이나 팔꿈치를 구부릴 수가 없다. 또한 다치지 않도록 충격을 흡수한다.

안구는 물이 없이는 아무 것도 볼 수가 없다. 물이 없이는 근육도 유지될 수가 없다. 근육의 일정부분도 물로 이루어져 있다.

물의 공급원

인체가 물을 공급하는 데는 3가지 경로가 있는데 첫 번째는 물이나 과일주스, 커피, 수프, 음료수 등 물을 포함한 액체를 마시는 방법이다. 두 번째는 식사를 통한 공급이다. 세번째의 중요한 공급원은 신진대사이다.

이때의 물은 신진대사액이라 하며 인체 내에서 음식물로 만들어진다. 다시 말해서 화학적으로 생성된 물이다. 이 물은 섭취된 음식물이 세포의 영양으로 바뀔 때 생긴다.

체내에서 물을 만들어 내는 전형적인 예가 낙타이다. 낙타는 물을 저장하는 것이 아니다.

등에 있는 혹에 지방을 저장해 놓고 탄수화물을 먹는다. 그러면 이 음식물을 소화시키면서 많은 양의 물이 생성되어 낙타는 마치 체내의 화학작용으로 생수를 마신 것처럼 된다. 수분이 적은 메마른 먹이를 먹는 곤충들 가운데에도 생수를 들이키지 않고 낙타와 같이 체내에서 물을 생산하는 종류가 있다.

갈증

인체에 물이 불충분하면 부작용이 일어난다.

먼저 분비액이 줄어든다. 침이 마르고, 막이 말라붙는다. 목이 탄다. 이것은 물이 필요하다는 신호이다. 소비된 물에 대한 충분한 공급이 뒤따르지 않으면 여러 가지 증상이 일어난다. 두통과 신경질이 일어나 집중력이 떨어진다거나 소화불량이 낫지 않는 등의 현상이 생긴다.

물이 이처럼 면역력 증강과 인체에 중요하다는 사실을 알게 되면 물을 함부로 섭취하지는 않을 것이다. 물만 잘 섭취해도 중병을 고칠 수 있는 것은 이같은 사실 때문이다.

2. 음식과 영양

1) 인체는 섭취하는 음식물에 의해 유지되고 형성된다.

　인체는 허기를 메우기 위해 뱃속을 채우는 음식으로 지탱되지만 먹는 음식에 따라 인체가 형성되므로, 음식은 삶에 있어서 대단히 중요한 역할을 한다. 음식에 따라 강하고, 병이 없는 깨끗한 세포를 만들기도 하고, 병든 세포를 만들기도 한다. 따라서 인간은 인체 조직으로 흡수될 수 있는 강한 세포를 만들어 낼 수 있는 음식을 섭취해야 한다. 그렇지 못하면 잘 먹으면서도 좋은 영양 상태를 가지지 못한다. 이런 경우에는 충분한 양의 음식을 먹어도 피부와 근육의 상태가 부실하고, 원기가 부족하게 된다.
　인류의 역사에서 오직 자연으로부터 음식을 얻던 시절에는 음식을 선택하는 본능적인 지혜가 있어서 인체가 필요로 하는 것만 취했다. 무엇을 먹어야 할 것인지 스스로 알 수가 있었던 것이다. 그러나 지금은 잡식성으로 변한데다 먹거리를 대부분 사서 먹게 되면서 스스로 먹을 수 있는것과 먹을 수 없는것들을 분별할 수 없게 됐다.

그렇다고 해서 오늘날 모든 사람이 채식가가 되어야 한다는 것은 아니다. 5~6천년 전의 인간은 지금과는 완전히 다른 상황 속에서 살았다. 그들은 생명을 주는 음식이 풍부한 숲과 들에서 살았지만, 오늘의 인간은 맑은 공기와는 차단된 집 속에서 오염된 공기를 마시며 살고 있다. 뿐만 아니라 화학적으로 처리된 물을 마시며, 운동조차 하지 않고 있다.

더럽혀진 도시에 살면서, 더럽혀진 물을 마시고, 오염된 공기를 호흡하며, 완벽하지 않은 음식을 먹고 있다.

인체는 언제나 그러하듯이 영양소가 결핍되면 그것의 필요에 대한 신호를 보낸다. 그러나 사람들은 잘못된 식사로 그것을 보충하려 든다.

캔디, 과자, 쿠키, 콜라 음료, 아이스크림, 파이, 추잉껌, 또는 많은 양의 설탕 제품들이다. 이것들은 표면적으로는 즉각의 효과를 나타낸다. 그러나 사실은 거짓의 에너지이기 때문에 즉시 인체에서 소모되면서 전보다 더 큰 결핍을 보이게 된다.

사람들은 담배, 알코올, 홍차, 커피, 콜라, 백설탕 등으로 심신을 괴롭히고 있다.

2) 피해야 할 음식들

건강한 신체를 만들려면 가공식품과 문명화된 음료수를 가급적 피하는 것이 좋다.

1. 정제된 설탕에는 탄수화물 이외에는 아무런 영양도 없다.

2. 아스팜탄은 설탕의 200배 달다. 그러나 몸의 면역시스템을 무너뜨린다.

3. 흰 밀가루에는 곡물의 중요한 영양소가 제거되어 별다른 영양 가치가 없으며 인체에 해로운 표백제, 방부제가 첨가되어 있다.

4. 빵, 반죽과자, 아이스크림, 치즈, 그리고 화학 물질이 첨가된 냉동육류. 이들 가공식품 속에는 방부제, 색소, 조미료, 부풀리고 달게 하는 요소, 안정제 등이 들어 있다.

5. 성장 발육을 위해 약물이 첨가된 사료를 먹은 동물과 가금류의 고기.

6. 산화된 지방이나 기름.

7. 열처리했거나 가공된 우유, 가공된 치즈, 치즈 음식과 초콜릿 등.

오늘날의 음식은 상당히 가공되고 정제되었다. 그래서 기본적인 비타민, 미네랄, 효소 등을 제거 당하고 해로운 화학물질이 첨가되었다.

지난 수 십 년간 암, 당뇨, 고혈압, 심장병, 관절염, 치통 등의 꾸준한 증가는 이런 사실들을 반증한다.

  과학적 연구는 이런 질병들을 많이 예방할 수 있으며, 만약 이런 병에 걸렸다 하더라도 영양학적인 방법으로 회복될 수 있다는 것을 보여주고 있다.

  현대와 같은 조건하에서 살아갈 때에는 식품을 조리하거나 정제하는 과정에서 원래의 재료에 있는 생명의 요소를 완전히 없앨 수가 있으며 아니면 부분적으로 파괴할 수도 있다는 것을 마음에 새겨두는 것이 중요하다.

  - 미국 농무성(U.S. Dept. of Agriculture)

3) 균형 있는 자연식을 하기 위한 노력

  대부분의 사람들은 산성이 많은 식사를 하고 있다. 산이 왜 인체에 좋지 않은지는 앞에서 설명한바와 같다. 그러나 날 채소와 과일은 정화제이고, 세척제이며, 해독제이다.

  과일은 그것만으로도 식사가 되며, 다른 음식의 후식으로도 사용될 수 있다.

  사과, 살구, 바나나, 무화과, 포도, 멜론, 레몬, 망고, 오렌지, 파파야, 복숭아, 배, 파인애플, 감, 딸기, 토마토, 수박…

  건강식을 위해 하루 중 가장 많은 식사를 할 때는 녹색 채소 한

가지, 황색 채소 두 가지를 조리해서 먹도록 한다.

 자주개자리 싹, 엉겅퀴, 아스파라거스, 사탕무, 노란 완두콩, 양배추, 콩싹, 당근, 꽃양배추, 샐러리, 골파, 옥수수, 오이, 민들레, 가지, 꽃상추, 마늘, 완두, 케일, 양배추, 부추, 상치, 겨자, 양파, 감자, 고구마, 풋고추, 무, 실파, 시금치, 꼬투리를 먹는 콩, 호박, 토마토, 순무, 순무잎…

 나무 열매와 씨앗은 단백질이 풍부하다. 한 끼에 2종류를 선택하라. 만약 고기를 먹는다면 1주일에 3번 이상은 좋지 않다. 그리고 그 다음에는 반드시 단백질 섭취를 위해 나무열매나 씨앗을 먹어야 한다.

 아몬드, 밤, 코코낫, 개암, 땅콩, 호두…

 다음의 기름들은 불포화된 것이기 때문에 먹어도 된다. 그러나 악취 제거를 위해 화학 처리된 것은 피해야 한다.

 옥수수 기름, 땅콩 기름, 참기름, 잇꽃 기름, 콩기름, 해바라기씨 기름, 호두 기름, 올리브 기름

 자연 곡물 속에는 자연 감미료가 포함되어 있다.

 보리, 현미, 메밀, 옥수수, 밀-수입밀은 방부제가 있어서 피해야 하고 통밀이 좋다. 통밀은 심장에 좋다.

 옥수수 빵, 기장 빵, 호밀 빵, 통밀 빵.

3. 운동

 쉬는 것은 육체를 녹슬게 하는 것이며, 녹이 슨다는 것은 쇠퇴와 파멸을 의미하는 것이다. 다시 말하면 활동은 삶이요, 정체는 죽음이라는 뜻이다.
 근육은 사용하지 않으면 결국 못쓰게 되고 만다. 근육을 튼튼하게, 강하게, 탄력있게, 젊게 유지하기 위해서는 계속해서 사용해야 한다.
 활동은 삶의 법칙이며, 건강의 법칙이다. 신체의 모든 기관은 제각기 특수한 임무를 지니고 있으며, 이들의 임무 수행 여하에 따라서 신체의 발달과 힘이 결정된다. 육체를 사용함으로써 인내와 힘과 활력을 얻게 된다.
 매일 운동을 하면 혈액의 순환이 빨라지고 고르게 되지만, 게으

르면 혈액이 자유롭게 순환되지 않는다. 삶과 건강에 활력을 주지 못하여 근육도 시들어 버린다. 따라서 근육은 무기력해지고, 병약해지고, 정력적인 활동을 할 수 없게 된다.

규칙적인 운동을 하지 않는 사람들은 피부 상태도 좋지 않다.

피부는 인체의 가장 큰 배설기관이다.

운동을 하면 땀으로 유독 물질이 배설된다. 따라서 피부가 자연스럽게 유독 물질을 배설할 수 있도록 해야 한다. 만약 땀을 배설할 수 있도록 운동을 하지 않으면, 다른 배설기관이 두 배의 짐을 지게 되어 육체적 고통을 일으키게 된다.

정력적인 운동은 혈압을 정상화시키고 건강한 맥박을 유지하게 한다. 정력적인 운동은 종종 심장병의 원인이 되기도 하는 피의 응고를 방지한다.

인간을 비롯한 모든 생명체는 근육의 활동을 통해 체내의 노폐물을 제거한다. 창자의 내벽에는 율동적으로 움직이는 3층의 근육이 있어 파도처럼 움직이며 연동작용을 한다.

만약 운동을 하지 않아 내외부의 근육이 약해지고, 지방이 쌓이게 되면 심각한 결과를 초래한다. 근육이 탄력성을 잃고, 수축력이 저하되면서 장이 막히게 된다.

복부 근육은 노폐물을 제거시키는 데에 중요한 역할을 한다. 이들 근육이 활동하지 않으면 배설되어야 할 노폐물이 쌓이게 된다. 이 노폐물은 중독을 일으키거나 엄청난 유독물질을 만들게 된다.

균형 있는 육체를 유지하려면 운동이 가장 중요하다.

1) 걷기 운동

많은 운동 중에서 걷기가 가장 좋은 운동이라고 말하고 싶다.

걸으면서 등의 한 부분을 만져 보면 걸음을 옮길 때마다 모든 골격과 중추 근육이 리듬감 있게 함께 반응하는 것을 확인할 수 있다.

다른 운동에서는 그와 같은 조화를 이룬 근육 운동과 완전한 혈액순환을 얻지 못한다.

걷는 것은 인간에게는 가장 이상적인 운동이다. 시간을 정해 놓지 말고 자연스럽게, 등이 움푹 패이게 가슴을 펴고 자연스럽게 팔을 똑바로 흔들며 걸어가야 한다.

내가 처한 문제가 아무리 심각하더라도, 신선한 공기 속에서 2~5마일 도보를 하면 문제의 답을 구할 수가 있다. 누구든지 활기찬 걸음을 통해 마실 수 있는 신선한 공기 덕택에 더욱 명료하게 생각 할 수 있다.

불안한 기분이 들 때에 걱정, 근심, 우울, 의기소침 그리고 긴장이 자신을 덮칠 때에, 문밖으로 나가 운동을 해보라. 그러지 않으면 이런 어두운 생각들이 자신을 해칠 수가 있다.

그러나 산책이나 다른 종류의 운동은 우리들의 사고를 맑게 해주어 자신이 처한 문제를 스스로 꿰뚫어 볼 수 있는 능력을 줄 것이다.

어떤 종류든 외부에서의 활동은 인간의 이성을 재창조 시켜준다.

2) 복부 운동의 중요성

엉덩이에서 겨드랑이까지의 몸통 근육을 자극하는 운동은 매우 중요하다. 이 근육들은 모두 중추 기관들과 연결되어 있어, 몸통 근육을 발달시키는 것은 곧 중추 근육을 발달시키는 결과가 된다.

등과 허리, 가슴과 복부를 건강하고 탄력있게 유지하면 허파, 간, 심장, 위, 콩팥이 효율적으로 활동한다.

넓은 가슴뼈는 폐를 자유로이 활동하게 하고, 탄력적인 횡경막은 심장을 강하게 박동하게 하며, 고무 같은 허리는 유연하게 신장을 자극하고, 간을 마사지한다.

강한 복부 근육은 위를 떠받쳐 튼튼하게 한다. 이렇게 강하고, 깨끗한 몸통은 육신의 벽을 건강하게 자극하여 시간에 의한 노쇠를 막아낸다.

중추 기관을 마사지하는 것과 같은 몸통 운동은 육체의 전 기관에 막대한 영향을 준다.

운동을 하지 않으면 세포로부터 노폐물을 배설기관으로 옮기는 혈액순환이 충분치 못해 발목과 다리가 붓는 수가 있다. 인간에게는 육체적 상태에 상관없이 운동이 가장 중요한 삶의 한 부분이므로, 운동을 중지해서는 안 된다.

매일의 운동은 병과 노쇠를 예방하고, 인내력과 저항력을 축적시킨다. 운동으로 건강하고, 맑은 혈액이 생산되며, 인체에 침입한 해로운 미생물을 공격하는 백혈구의 수를 적절하게 조절한다. 운동은 정신을 맑고 평온하게 하며, 맑은 공기를 마시면서 5마일(8km) 정도만 걸으면 감정의 혼란도 중화시켜 준다.

3) 운동의 효과

적절한 운동으로 새로운 인간을 만들 수 있다

운동을 하게되면 운동을 하지 않는 사람에 비해 더 오래 살 수 있는 우수한 조건을 갖추게 된다. 규칙적인 운동으로, 남성은 끊임없이 청춘과 같은 건강상태를 계속 유지 할 수가 있다.

운동은 여성을 자신이 원하는 바-사랑스럽게, 여유 있게, 맑은 표정을 지니며 젊게, 무엇보다도 여성스럽게-대로 만들어 준다.

나이가 얼마이든, 규칙적인 운동의 계획에 따라 자신의 생체적인 시각을 되돌리는 작업을 시작할 수 있다.

(1) 운동은 호흡순환을 증진시켜 인체 내에 산소공급을 증가시킨다.

운동으로 훨씬 활기에 가득찬 자신을 느끼게 될 것이다.

(2) 스트레스와 억압 그리고 긴장에서 해방된다.

긴장은 인체 특히, 목, 등, 척주를 뻣뻣하게 만든다. 운동은 이런 부위의 긴장을 풀어주고 유연성을 높여준다. 따라서 편안함을 느끼게 된다.

(3) 만성피로의 극복

만성피로의 극복은 가장 커다란 혜택이다. 만성피로는 뇌의 혈액순환의 결핍으로 인해 생긴다. 운동은 이 부위에 산소를 공급해 에너지와 활력을 생성 시킨다.

(4) 운동은 신경을 안정시킨다.

30분 정도의 힘차고 활력 있는 운동만큼 신경을 효과적으로 안정시킬 수 있는 것은 없다. 운동은 밤에 편안한 잠을 이룰 수 있도록 돕는데, 이러한 편안한 잠이 안정과 휴식과 맑은 의식을 유지하는데 가장 기본이 된다.

(5) 운동은 정서의 조절능력을 증진시킨다.

운동은 체내 신경강화에 도움을 주고, 건강한 신경조직과 정신상태에서 얻을 수 있는 평정을 유지하는데 역시 도움을 준다.

외부적으로 건강 상태가 유지되면 자신의 내부조직과 선도 건강해진다. 이것들이 활동을 유지시켜 준다.

운동은 인체의 각 내부 기관, 예를 들어 신경조직, 간, 폐, 신장, 소화기관, 결장, 갑상선 등 여러 기관에 영향을 주어 튼튼하게 한다. 나이는 운동을 하지 않는 구실이 되지 못한다. 결코 운동을 하기에 늙은 나이란 있을 수 없다.

쉬는 것은 녹이 쓰는 것이다. 녹이 쓸어 없어지는 것보다는 닳아 없어지는 것이 훨씬 바람직하다. 스스로 몸을 사용하지 않으면 그것을 잃게 된다는 것을 명심하라.

4. 호흡

1) 가슴 호흡

가슴 호흡은 몸통부분의 늑골부위, 특히 가슴 상단 부분의 움직임으로 작용하는 호흡이다. 들숨 때에는 가슴이 커지고 날숨 때에는 수축한다. 이러한 호흡을 할 때에 특히 들숨과 날숨의 최고조에서는 내부에 뛰어난 운동량을 주어 가슴의 크기를 확장시켜 여러모로 인체에 득을 준다.

가슴 호흡은 인체의 활기찬 운동 때에 자연적으로 이루어진다. 그것은 "강제적 호흡"이라고도 정의할 수 있는데, 마치 거대한 증기의 압력이 필요할 때에 보일러에 강제적으로 흡입시키는 것과 같다고 할 수가 있기 때문이다.

2) 횡경막 호흡

횡경막 호흡은 때때로 "복식호흡"이라고 불리는데 이것은 가슴 호흡과 완전히 다른 형태다. 들숨 때에는 복부가 확장되고 날숨 때에는 복부가 수축된다. 이런 형식의 호흡으로는 복부 부위에는 공기가 들어가지 않는다는 사실에 주의해야 한다. 그것은 불가능하다. 횡경막은 복부로부터 심장과 폐를 분리시키는 일종의 커다란 근육이다.

이 근육이 수축되어 밑으로 내려오면 가슴의 넓은 공간 속에 흡입관을 만들어 공기를 흡입시킨다. 그리고 횡경막이 올라오면 폐밖으로 공기가 분출된다. 이 근육의 수축, 팽창의 반복은 복부기관의 움직임에 따르며 그것은 복부의 팽창과 수축을 계속시키는 것이다. 이 작용이 복부내에서 고·저압을 반복해서 발생시킨다.

횡경막 호흡은 조용한 호흡방법으로 적당하다. 그리고 '일상적인 호흡'으로 불리어진다. 이것이 아기와 어린이가 하듯 자연스럽게 숨쉬는 방법이다.

태어나서 죽을 때까지 인간이 하는 행동의 하나로서 호흡이 이토록 정확히 이루어질 수 있다는 것이 어쩌면 이상하게 보일 수도 있다. 극소수의 사람만이 평소에도 횡경막 호흡을 한다.

대부분의 사람들은 대체로 가슴 호흡을 한다. 왜냐하면 자라서 성인이 되는 과정에서 의복과 인간이 처해야 하는 한정된 자리 등이 횡경막의 행동 반경을 축소시키기 때문이다. 그리하여 더 많은 가슴 근육이 이 행동을 대신 하도록 강요 받게 된다.

  이러한 행동이 가슴 호흡의 습관을 자꾸 증가 시킨다. 오랫동안 이런 습관이 너무 깊게 몸에 배여 있기 때문에 그것을 고치기 위해서는 많은 고통이 수반되는 노력이 필요하다.

3) 복식호흡(횡경막호흡)의 이점

  복식호흡은 가슴호흡에 비해 여러 가지의 이점이 있다. 예를 들면 다음과 같다.

  (1) 혈액내의 산소량의 증가

  왜냐하면 공기는 폐의 부위가 낮게 내려와 부피가 확대되었을 때에 주로 많이 들어 가기 때문이다.

  (2) 복부의 고압과 저압의 순환을 통해 복부내 혈액순환을 자극한다. 이것은 인체기관의 정상적 활동에 가장 중요한 역할을 한다.

  (3) 연동작용에 자극을 준다

  소화와 노폐물의 방출을 촉진 시키는 대장의 운동에 도움을 준다. 가슴호흡에서 복식호흡으로 전환을 하면 만성적인 변비, 체내 가스, 가슴앓이, 소화불량, 간기능 장해 등 여러 가지의 고질 병들을 고치는데 도움을 준다.

(4) 신경을 안정시키는 놀라운 효과

　복식호흡은 극도로 신경이 예민하거나 정신착란에 걸린 사람에게서 흔히 발견되는 마비성 신경 긴장상태를 치유한다.

4) 복식호흡 실행법

　누워있는 동안 복식호흡을 연습하는 것이 좋은 방법이다. 왜냐하면 복식호흡은 누워서 쉽게 실천에 옮길 수가 있기 때문이다.

　누운 자세에서 몇 주간 충실히 훈련을 하고 난 후에는 앉은 자세 혹은 선 채로 규칙적인 연습을 계속하자. 복식호흡이 충분히 이루어질 때까지 의식적으로 호흡 연습을 하자. 그러면 무의식적인 습관의 경지까지 이르게 된다.

　의식적인 복식호흡은 심장의 기능이 정상에 이르도록 하는 데에 커다란 역할을 한다. 심장이 급격히 뛰거나 호흡이 고르지 못하는 등 여러 가지 심장기능의 비정상적인 증후는 신경이 분열된 사람에게 나타나는 일반적인 증세이다.

　복식호흡의 습관은 신경성 질환과 관계없이 반드시 몸에 베이게 해야 하는 건강유지의 필수조건중의 하나이다.

　긴장하고 흥분하기 쉬운 성격에는 길고, 느린 복식호흡이 필요하다. 많은 요소들이 신경을 격한 감정 속으로 몰고 갈 수가 있다.

걱정과 근심, 슬픔, 충격, 스트레스, 억압, 긴장은 물론이고, 잘못된 가족 관계 역시 신경의 파괴를 가져올 수 있다. 물질적인 문제, 재정적인 근심, 법적 문제, 질병, 이 모든 것들이 정서의 파괴를 초래할 수 있다. 누구든지 정서적으로 불안한 상태에 놓였을 때 그것을 정상적인 신경조직으로 균형을 이룰 수 있도록 하는 매우 확실한 방법이 있다.

즉시 조용한 곳으로 가라. 비록 실내에 있어야 할 상황이더라도. 먼저 조용히 앉아 있어라. 심장의 박동을 진정 시켜라.

심장이 뛰고 있음을 느낄 것이다. 정서적으로 긴장이 되어 있을 때에는 누구든지 가쁘게 가슴 호흡을 하고 있는 자신을 발견하게 될 것이다.

이제는 바꾸어 숨을 쉬어라. 길고 충분히 복식호흡을 하라. 일분 안에 얼마만큼 길고, 느리게 숨을 쉴 수 있는지 시험해 보라. 몇 분 후에는 심장의 박동이 더 느려짐을 알게 될 것이다. 그러면서 신경은 조용히 가라앉을 것이다.

길고 느린 복식 호흡으로 감정적인 사고에서 논리적인 사고를 할 수 있다. 더 이상 문제를 주관적으로 보지 않을 것이다. 대신에 넓고 객관적인 차원에서 그것들을 바라볼 수가 있다.

만약 정서적으로 충격을 당했을 때 이러한 방법을 사용한다면 스스로 잃어버리게 될 많은 신경력을 아낄 수가 있다. 이러한 느리고 깊은 복식호흡은 스스로를 진정 시키고 정서적 육체적 파괴로부터 탈출하는 아주 훌륭한 방법이 된다.

5. 휴식

 병을 고치고 건강을 회복하기 위해서는 휴식이 필요 불가결한 요소이다.
 '휴식'이란 가장 오해하기 쉬운 단어이다. 일반적으로 휴식이라면 술이나, 커피, 홍차, 소다수와 같은 자극성 음료를 마시며 앉아 있는 것쯤으로 생각하지만, 여기서 말하는 휴식이란 이런 의미의 휴식이 아니라 모든 활동으로부터 벗어나 자유로움과 고요함 속에서 쉬는 휴양을 말한다.
 휴식은 육체와 정신과 영혼의 평화이며, 근심과 걱정으로부터 벗어나 자아의 원기를 회복시키는 것을 뜻한다. 휴식으로 몸과 마음이 모두 다시 신선해지는 것이다.
 휴식이란 단순히 다리를 포개고 가만히 앉아 있는 것이 아니다.

이런 자세로 앉아 있으면 발에 피를 공급하는 동맥에 많은 영향을 주어 혈액의 순환을 약화시키게 된다. 다리를 포개고 앉으면 심장에도 부담을 주므로 두 발바닥이 바닥에 닿도록 해야 한다.

휴식한다는 것은 전신에 피의 순환을 자유롭게 하는 것이다.

구두나, 내의의 칼라나, 벨트, 스타킹 같은 것을 죄어 입고 있다면, 앉아 있던 누워있던 그것은 휴식이 아니다. 최선의 휴식을 위해선 벗어야 한다.

만약 옷을 입어야 한다면 느슨하게 입어야 한다. 종종 사람들은 "나는 쉬어야만 한다"고 말한다. 그러나 그들은 휴식을 한다면서 앉아서는 손가락으로 책상을 두드리거나, 안절부절 하는 모습으로 꾸물거리기가 일쑤다.

휴식도 기술이 있어야 하며, 반드시 배워야 하고 집중력이 있어야 한다. 휴식의 한 방법은 옷을 최대한 적게 입거나, 느슨하게 입고 딱딱한 침대에 들어 눕는 것이다.

가장 좋은 휴식 방법 중의 하나는 일광욕을 하는 것이다. 햇빛은 근육과 신경을 느슨하게 하기 때문이다. 휴식을 하기 위해서는 근심, 걱정, 감정 같은 것을 버리는 법을 배워야 한다. 근육과 신경이 느슨해지면 심장의 박동이 느려진다. 이때는 길고, 느리게 깊은 호흡을 해야만 완전한 휴식을 취할 수가 있게 된다. 휴식의 다른 형태는 잠깐 낮잠을 자는 것이다. 낮잠을 잘 때에는 근육이 완전히 풀어지도록 해야 한다. 의식과 잠재의식은 근육과 신경을 조절하므로 휴식을 할 때에는 완전히 육체를 지배하고 있어야 한다.

6. 잠

1) 깊은 잠은 꼭 필요하다.

　수면은 최상의 원기 회복법이다. 그러나 길고 평화로운 밤잠을 이루어 생기를 되찾는 사람은 드물다. 대부분의 사람들은 담배, 술, 커피, 홍차, 약, 콜라와 같은 자극성 물질을 습관적으로 사용한다. 이 모든 것들이 피곤한 신경을 채찍질하므로, 이러한 자극제를 이용하는 사람들은 신경이 흥분되어 있기 때문에 결코 완전한 휴식과 휴양을 취하지 못한다.
　대부분의 사람들은 휴식을 취하려고 하지 않는다. 오늘날 많은 사람들이 잠을 자기 위해 수면제를 복용하고 있는데, 사실 수면제로 잠을 취하는 것은 진정한 잠을 자는 것이 아니다.

어느 누구도 약으로서는 휴식다운 잠을 취할 수가 없다. 약으로 무의식으로는 끌고 갈 수 있으나, 휴식다운 정상적인 만족스러운 잠을 이룰 수가 없다.

인체에 유독 물질이 가득 차면 신경이 자극을 받는다. 이러한 상태에서 어떻게 상쾌한 밤잠을 이룰 수가 있겠는가?

잠으로서 휴식을 취하려면 어두운 방에서 컴퓨터와 TV를 끄고 등을 펴고 누워서 다리를 포개지 말고 양팔은 다리와 나란히 내린 채 들어 눕는다. 신경을 자극하는 것은 최소한 줄인다. 손놀림을 하지 말고 침대 위에 손바닥을 댄다. 두 다리의 사이가 30cm 정도가 되게 벌리고 뻗는다. 머리는 작은 베개를 베거나 베지 않거나 어느 쪽이든 편안한 대로 한다.

처음에는 눈을 뜬 채 바로 앞이 아닌 맞은 편 벽이나 천정에 시선을 고정시키고, 상하나 좌우를 두리번거리지 않는다. 이렇게 눈을 고정시키려면 잠깐 동안 눈꺼풀이 떨릴 것이다. 이것이 눈 근육에 방해가 되지는 않는다.

생각은 항상 눈의 운동과 동반 관계에 있다. 눈꺼풀과 눈의 근육을 휴식시킴으로써 생각은 멈추어진다. 눈과 육체의 다른 부분이 휴식하는 마지막 결과 마침내 자연스럽고도 조용하게 원기를 회복시키는 수면에 빠져들게 된다.

불면증으로 고생하면서 잠을 청하기 바로 전이나, 잠을 들게 하기 위하여 독서를 하는 것은 도움이 되지 않는다. 그 이유는 십중팔구 눈의 근육이 피로에 지쳐버리기 때문이다. 독서는 눈을 피로하게 하며, 눈의 근육을 긴장시키고 휴식하려는 것을 방해한다.

2) 방해를 피하라

움직이지 않고 편안히 누워 있는 동안 필요 없이 근육을 긴장시키거나 움직이지 말라. 팔다리를 움직이거나 자세를 바꾸면 완전한 휴식을 취할 수 없게 된다.

어느 정도 휴식을 취한 근육들은 그 상태를 오래 유지시켜야 한다. 지나치게 긴장된 근육들은 휴식 상태가 불편하게 느껴지나 그렇다고 움직이게 되면 불편함을 연장시킬 뿐이다.

계속 근육을 휴식시키면 10~15분 이내에 고통은 사라진다. 근육에 휴식을 주면 근육이 편안해지고 따라서 육체도 정신도 편안해진다. 근육이 불편하다는 것은 긴장해 있다는 뜻이며, 또한 근육에 휴식을 주지 않았다는 뜻이다.

불면증은 10일 내지 2주간만 휴식의 기술을 익히면 깨끗이 고쳐져 매일 밤 달콤하고 아름다운 잠을 즐길 수 있게 되며, 매일 아침 건강하게 새로 태어난 아이처럼 밝고 상쾌한 기분으로 일어날 수 있게 된다.

인체의 근육 세포 속에는 자연적으로 생성된 정신을 안정시키는 조직이 있다. 그것을 사용해야지, 진정제를 복용해서 휴식을 취하는 것에 익숙해져서는 안 된다. 신경 안정제와 휴식은 결코 동반자가 아니다.

일상 생활의 스트레스와 피로를 풀어야 하는 성인들이 필요한 산소량을 섭취할 수가 없을 때에 어떻게 숙면을 기대할 수 있을까?

깊은 잠을 자면서 잠을 자는 동안 신경에너지의 축적을 새롭게 하며 비축하는 능력도 기를 수가 있다. 건강과 행복을 조화시키려면 깊은 잠의 중요성을 인식 해야 한다.

깊게 자면서 꿈을 꾸지 않는다는 것은 좋은 것이다. 공포에 떨거나 실현 가능성이 없는 환상에 얽매이는 등 근심 걱정이 떠나지 않는 상태에서 수면을 취한다면 자지 않는 것보다 못하다.

혈액 속의 산중독증으로 인해 악몽을 꾼다면 역시 독을 만들어 내게 된다. 자면서 몸을 엎치락거리거나 자주 깨어 난다면 그것은 신체의 평형이 흔들려서이다.

잠은 생의 리드미컬한 부분으로 완전한 수면이란 깊고, 규칙적이며 완전히 잊어버리는 시간이어야 한다.

침대에 누워 있는 시간이 중요한 것이 아니고 얼마만큼 깊은 잠을 누리느냐가 중요하다.

의지력으로 적당히 먹고 운동하며 호흡할 수는 있으나 잠은 의지력만으로 되지 않는다. 너무 피곤하여 정신적으로 흥분하면 잠을 이루지 못할 수가 있다.

너무 많이 자는 것은 적게 자는 것보다 못하다. 우둔할 정도로 지나치게 잠을 자면 뇌 속의 혈액순환이 과잉 활동하기 시작하여 꿈을 꾸게 된다.

3) 생각치 못한 불면증

그러나 잠이 오지 않는다면 잠을 청하는 간단한 방법을 고안하라. 가장 좋은 것 중의 하나는 잠의 리듬을 모방하는 것이다. 잠을 잘 잘 수 있도록 자세를 취하고 긴장을 푼 뒤에 눈을 감고, 잘 때처럼 꾸준히 호흡을 한다. 눈을 감으면서 마음의 문을 닫아라. 이것이 잘 안되면 백단위를 손가락으로 체크하면서 맥박에 맞추어 천까지 헤아려 보아라. 이 방법을 쓰면 마지막 손가락까지 못 가서 잠에 곯아 떨어질 것이다. 그렇지 않으면 배를 깔고 두 손을 베개 밑에 넣어 얼굴을 왼쪽으로 돌려라. 이 자세는 대부분의 어린이가 잘 때에 취하는 자연스런 자세로서 긴장을 푸는 잠재적 방법이기 때문에 효과 있게 긴장을 풀어 잠을 잘 수 있게 해준다.

잠은 긴장이 풀렸을 때 찾아 든다는 것을 기억하라. 침대에 누워 요의 밑으로, 마루의 밑으로, 밑으로, 가능한 더 밑으로, 밑으로 빠져 들어라. 그것은 안정과 깊은 잠의 비결이다.

4) 낮잠의 즐거움

낮잠으로 긴장을 푸는 것은 멕시코, 스페인, 스위스, 프랑스와 이탈리아에서 가장 대중화되어 있다. 그들은 하루의 중간에 휴식시간을 갖는다. 그들은 점심식사 후 깊은 잠을 잔다.

소화적 측면에서 말하자면 사람의 위는 식사 후 소화가 잘 되도록 휴식을 요구한다. 식사 후 잠시 동안이라도 위의 자세가 바로 놓이도록 하자. 식사 후에 달리기 선수를 흉내내어 심장의 피를 다리로 보내거나 어려운 책을 읽느라 피를 뇌로 보내는 등의 일을 하지 말라. 짧은 시간만이라도 피를 위에만 보내는 것이 좋다.

5) 어떻게 즐겁고, 행복한 깊은 잠을 취할 수가 있을까

잠을 청할 때의 처방으로 바깥의 신선한 공기를 택하라. 수면제를 복용하면 잘 수가 없다. 다만 약을 복용하는 것에 불과하다. 그것은 머리에 나쁜 영향을 미치는 사악한 습관이다. 이런 약은 중독성이며 위험하다. 날이 갈수록 상습 복용자는 더 많은 양에 의지하게 된다. 수면제는 죽음에까지 이르게 한다.

담배. 커피. 홍차와 콜라는 불면증을 초래한다. 늦은 시간의 과식 또한 잠을 방해한다. 딱딱한 침대에서 자도록 하라. 이런 침대는 자연스럽게 긴장을 풀도록 근육을 쫙 펴게 도와 준다. 몸의 근육과 뼈가 완전히 펴지게 되면 정말 편안히 잘 수가 있다. .가능하면 편안한 잠옷을 입어라. 견으로 된 잠옷을 입어라. 특히 여름에는 벌거벗고 자는 것이 새롭고 자유롭다. 어떤 계절이든지 잠옷은 헐겁고 가벼워야 한다. 건전하고 깊고 재활의 편안한 잠으로 보낸 밤은 최적의 건강상태를 보장한다.

7. 웃음

　웃음의 긍정적 효과는 많은 연구와 임상으로 이미 널리 알려져 있다. 중병에 대한 놀라운 치료효과도 여러 경로를 통해 밝혀졌다. 국내에서도 유수의 대학병원급 의료기관에서 환자들에게 웃음요법을 강의하고 있으며 일부 의료기관에서는 웃음치료실을 따로 설치하여 운영하고 있기도 하다.
　앞에서 복식호흡의 효과에 대해 설명했는데 이 웃음의 생리학적 관계가 복식호흡과 비슷하다. 사람이 웃게 되면 인체의 반응이 저절로 복식호흡을 하는 것과 같아지는 것이다.
　크게 한번 웃어보라. 복압이 올라가면서 횡경막이 위로 열리게 된다. 크게 웃게 되면 복식호흡으로 깊은 숨을 내쉬게 되는 것과 같이 부교감신경이 활성화되어 혈압이 내려가고 혈액 중의 산소량이 늘어나고 이산화탄소의 양이 감소된다. 이산화탄소의 양이 줄어들게 되면 자연히 이산화탄소에 민감하게 반응하는 중추신경계의 시상하부에 위치한 청반핵이 자극을 덜 받게 돼 근육을 자극하는 신경계도 진정하게 된다.

맥박이 안정되고 각성상태가 가라앉게 돼 평온함을 유지할 수가 있는 것이다.

'웃을일이 없더라도 웃다보면 웃을 일이 생긴다'는 말이 그래서 일리가 있는 것이다.

크게 웃을 때의 신체의 반응상태를 면밀하게 관찰해보면 웃는 동안 신체는 엄청난 변화를 거친다는 사실을 알게 된다. 단순히 추상적으로 웃음이 질병치료와 예방에 효과가 있다는 것이 아니고 웃을 때의 몸 상태를 확인해 보면 이유를 알 수가 있는 것이다.

어린 아이가 잠을 잘 때 가만히 배에 손을 대보면 아이가 가슴이 아닌 배로 호흡하는 것을 알 수 있다. 본능적으로 횡경막이 크게 열리는 복식호흡을 통해 깊은 잠을 잘 수 있도록 하는 것이다.

크게 한번씩 웃을 때마다 산소는 폐부를 통해 혈액으로 흡수되고 이산화탄소는 배출된다.

불안, 초조, 공포, 실망, 좌절, 원망, 증오, 욕심, 분노 등의 온갖 부정적 감정으로 극한 스트레스 상황에 빠지더라도 웃어보라.

웃을 때 생기는 복압은 부교감신경을 자극하여 항진상태인 교감신경과의 평형을 유지하도록 해준다.

교감신경계의 항진으로 분비되는 맹독성의 아드레날린 호르몬을 중화할 수 있도록 부교감신경계의 작용으로 긍정적 호르몬의 분비를 촉진하는 것이다.

  사람이 나이가 들게 되면 호르몬의 부조화로 교감신경이 항진된다고 한다. 이런 신경계의 불균형은 불안, 초조, 화, 통증 등 갱년기 장애증상으로 나타난다. 공연히 신경질을 내고 짜증이 나서 가정에서나 직장, 이웃간에 말다툼을 하게 된다. 부부간의 금슬도 금이 가게 된다.

  이럴 때도 웃으면 해결된다. 우리 옛말에 '웃음은 복이 온다'는 말처럼 웃으면 저절로 화가 풀린다.

8. 명상

1) 무병, 장수를 위해 인간은 어떤 심리를 가져야 하는가?

 인간은 심리적으로 긍정적인 면과 부정적인 면을 동시에 가지고 있다. 전자는 건설적이나 후자는 파괴적이어서 무용과 실패로 인간을 인도한다.
 긍정적인 정신 자세가 유리하다는 것은 자명한 일이다. 그리고 이러한 정신 자세는 인내와 끈기로써 얻을 수 있다.
 인간의 생각 가운데는 신체의 각 세포에 부정적, 파괴적인 반응을 일으키는 것이 있다. 그 중 가장 심한 것이 공포이며, 약한 것으로는 의기 소침, 근심, 염려, 시기, 질투, 나쁜 의지, 탐욕, 노여움, 증오, 원한, 복수심, 자기 연민 등을 동반한 격한 감정이 있다. 이 모든 것은 정신을 긴장시키고 정력을 낭비, 쇠약하게 만든다.

　분노, 공포, 충격은 매우 격렬해서 쉽게 신체의 조직을 흥분시킨다. 걱정과 다른 파괴적 감정은 천천히 작용하지만, 결국 그 결과는 동일하다. 분노와 공포는 소화 장애를 일으키고, 신장과 결장을 엉망으로 만든다. 이것은 과학적으로 증명된 생리학상의 사실이다.

　다른 파괴적인 사고와 같이 걱정과 공포는 정신을 혼란시킨다. 건전한 결정을 하는 데에는 맑은 정신이 유리하다. 혼란한 정신으로도 어떤 결론에 도달할 수 없는 것은 아니지만, 그것은 건전하지가 못하다.

2) 생각하는 대로 되어진다.

　육체는 생각에 따르게 된다는 것을 명심하라. 스스로 생각하는 그대로의 모습을 이루게 된다. 모습의 어느 모서리를 예리하게 만드는 것은 스스로의 마음에 따라 가능해진다.

　만약 마음을 부드럽게 하려면 마음을 편하게 가져라. 육체와 마찬가지로 마음 역시 더 훌륭한 도구로 보전할 수가 있다. 만약 그것을 사용하지 않으면 그것을 잃어버리게 될 것이다. 정신적으로나 육체적으로 쉰다는 것은 녹을 쓰게 하는 것이다.

　부정적인 사고를 없애 버리고 더 많은 행동을 요구하라. 어떠한 일이나 어떠한 사람이라도 자신의 내부의 힘과 행복을 추구하는 것을 방해하지 못하도록 하라.

스스로 새로운 정신적 패턴을 유지하는 일에 충실해야 한다. 몸은 말이 없음을 명심하라. 자신의 육체가 정신에 따르도록 길들여야 한다.

3) 명상

사람이 행복감, 쾌감을 느낄 때 분비되는 호르몬이 엔케팔린과 엔돌핀이다

1970년대 초 영국과 미국의 연구진에 의해 아미노산이 결합된 뇌내인자로 밝혀졌는데 오늘날 긍정적 호르몬의 대명사가 됐다.

엔돌핀을 구성하는 중요한 아미노산중의 하나가 티로진이라는 사실도 밝혀졌는데 씨앗종류의 식품에 많이 함유돼 있다. 해바라기씨, 호박씨, 깨 등에 많이 포함돼 있어 이런 씨앗종류를 잘 섭취하면 엔돌핀의 중요원료인 티로진 아미노산 공급이 원활해져 행복감과 함께 면역력도 증가된다.

의과학자들은 식물의 씨앗종류를 통해서도 엔돌핀의 생성이 활발해지지만 웃음과 기도와 묵상을 통해서도 엔돌핀의 분비가 활발해지는 사실도 밝혀냈다. 믿음을 가지고 기도하게 되면 실제로 엔돌핀, 엔케팔린 등의 호르몬 분비가 활성화되어 인체의 자연치유력이 강화된다는 것이다.

도파민, 세로토닌 등의 호르몬 분비가 줄어들게 되면 우울증, 불면증의 정신신경계 질환에 노출될 가능성이 높아지는데 기도와 묵상을 하게되면 이런 물질의 분비도 활성화 된다고 한다.

반면 사람이 분노하거나 화를 내게 되면 아드레날린 이라는 호르몬 분비가 활성화 되는데 이 호르몬은 사실상 맹독성의 물질로 이 호르몬이 분비가 되면 교감신경이 항진돼 인체의 모든 기관이 비상상태에 들어간다. 극도의 긴장상태가 되는 것이다.

각성상태에 빠지거나 호전적이 되기 때문에 이런 상태가 잦게 되면 인체의 면역체계도 무너져 버린다. 화를 내거나 분노하게 되면 몸을 상하게 된다는 것은 바로 이런 원리 때문이다.

뇌파라는 말도 요즈음은 보편화된 용어이다. 뇌세포에서 발생하는 생체에너지를 말하는 것으로 1초 동안의 진동회수를 헤르쯔단위로 표시한다.

19세기 말 독일의 생리학자 한스베르가 박사가 발견하여 오늘에 이르고 있는데 현대의학에서는 알파파, 베타파, 시타파의 세가지 파로 크게 분류하고 있다.

알파파는 부교감신경을 항진시키는 파로 복식호흡이나 기도, 묵상 등을 하게되면 알파파가 나타난다. 따라서 사람이 진정상태거나 평온한 상태에서 나타나는 뇌파이다.

반면 베타파는 교감신경이 항진될 때 나타나는 뇌파로 인체가 각성상태이거나 흥분상태일 때 나타나는 파이다. 시타파는 주로 수면 중일 때 나타나는 파이다.

새벽의 조용한 시간이거나 또는 낮의 조용한 시간, 아니면 잠자리에 들기 전 시간을 이용하여 묵상하고 심호흡을 하면서 명상을 할 수 있으면 알파파가 형성되면서 인체는 평온한 상태가 된다. 우리들의 마음 뿐 아니라 긍정적 호르몬 분비로 육체도 강건해 질수 있는 것이다.

명상이 어떻게 인체의 면역체계를 강하게 하는지 생리학적으로 살펴보자.

앞에서 설명했듯이 분노, 화 등의 부정적 감정은 뇌하수체를 자극하여 내분비조직을 통해 다시말해 부신으로 하여 아드레날린이라는 호르몬의 분비를 촉진시켜 결과적으로 면역기능을 떨어뜨린다. 반면 명상은 대뇌변연계를 자극하여 시상하부에 평온의 메세지를 전달한다.

이 메시지는 다시 뇌하수체로 전달돼 교감신경과 부교감신경의 평형을 유지시켜 인체의 면역시스템이 정상적으로 활동할 수 있도록 해준다. 흔히 말하는 자가면역력을 증강시켜주는 것이다.

이렇게 신경계의 평형이 유지되고 면역력이 높아지면 류마티스, 당뇨, 고혈압, 암 등의 중증 질환들도 자연적으로 치료 및 예방이 되는 것이다.

미국의 정신과 의사이자 『마음의 상태』라는 책을 펴낸 윌리엄 글랫서 박사는 "사람이 명상 등을 통하여 자기 정신을 집중시키면 뇌에서 엔케팔린이나 엔돌핀 같은 진통제와 비슷한 물질이 분비되어 병을 자연적으로 치유할 수 있다"고 밝혔다.

　윌리엄글랫서 박사는 또 "사람이 약을 믿으면 뇌활동이 긍정적으로 활동하여 병이 더 잘 낫게 된다"며 "이런 사실을 플라시보 효과라고 하는데 명상도 일종의 플라시보 효과"라고 설명했다.

　『암과 스트레스의 심리적인 인자』의 저자 K 사이몬턴도 1976년도에 믿음의 효과에 대해 실제 암환자 사례를 들어 설명했다.

　이처럼 명상을 하게 되면 놀라운 결과가 일어난다.

　설령 중병에 걸렸더라도 명상을 통해 정신을 집중하게 되면 평안히 병에서 놓이게 하여 주신다.

　중병에 걸렸더라도 절망하지 말고 명상을 통해 엔케팔린과 엔돌핀을 분비시키고 세포와 뼈와 피를 바꾸면 된다.

5부

사람을 살리는 면역식

1. 완전한 식사, 면역식

인간은 누구나 건강하게 오래 살고 싶어한다. 무병장수의 욕망은 오늘날 생명공학의 신기원을 이루었지만 성서에 있는 120세의 길은 요원하기만 하다. 이러한 시점에서 새롭게 부각되고 있는 것이 먹거리의 중요성이다.

전혀 오염되지 않고 소식만으로도 고영양을 섭취하면서 암, 당뇨, 비만 등 각종 불·난치병을 걱정하지 않아도 되는 식품. 이것이 바로 현대인이 찾는 이상적인 먹거리이다.

'생식'이란 문자 그대로 '살아있는 것을 먹는다'는 뜻이다. 열을 가하거나 인공 첨가물을 넣지 않고 일체의 가공이 없는 순수한 상태의 자연식 자체를 먹는 행위를 말한다. 자연의 생명력이 고스란히 담긴 음식이라 해서 일명 '생명식'으로 불리기도 한다.

생식은 '화식'과 완전히 상반되는 개념으로 익혀먹지 않고, 육식을 하지 않으며, 우리 몸에 독이 되는 농약이나 그 밖의 첨가물을 섞지 않은 음식을 섭취하는 것을 말한다.

우리는 음식의 맛을 좋게 하기 위해 불로 익히고 갖가지 유해한 식품첨가물과 화학조미료를 사용한다. 이것들은 직·간접적으로 몸 속으로 들어와 체내에 쌓여 갖가지 질병을 유발한다. 그러나 면역식은 이런 문제들과는 전혀 무관하다. 식품의 생명력을 최대한 지니고 있으며 몸의 자연 치유력을 극대화하기 위해 노 하우 에너지가 들어 있기 때문이다.

에너지원이 되는 원료는 현미, 찰현미, 보리, 밀, 콩 등의 곡물류와 미역, 김, 다시마 등의 청정지역 해조류, 채소류, 버섯류까지 그 종류가 다양하다. 이와 같이 자연의 살아있는 생명력을 그대로 섭취하는 것이 바로 면역식이다.

화학물질은 합성물질이 많아질수록 부작용이 발생할 가능성이 높지만 자연물질은 여러 가지 성분을 기술적으로 배합할수록 부작용 대신 그 효능이 극대화되는 특징이 있다.

다양한 식물을 함께 보충하면 서로의 결핍이 보완되어 완전식품의 역할을 할 수 있다.

2. 면역식의 효능

1) 최고의 생명식이다.

  생명력이 부족한 식품을 주로 먹게 되면 인간의 장기는 피곤함을 느끼게 되고 원기도 부족해져 허약체질이 되기 쉽다. 인스턴트 식품과 냉동식품에 아무리 영양을 강화해도 이것은 생명력이 없는 물질이기 때문에 우리 인체의 세포까지 생명력을 보내줄 수는 없다. 면역식을 하는 사람들은 칼로리상으로 보면 매우 부족한 칼로리를 섭취하고 있지만 한결같이 정신이 맑고 건강하다고 느낀다. 이는 평소 기의 충만함을 느끼기 때문이다.
  면역식은 장기의 기능을 빠르게 회복시키고, 육체뿐만 아니라 정신적으로 큰 안정감을 갖게 해준다. 생명력이 있기 때문이다.

2) 효소가 살아 있다.

모든 식품에는 그 식품을 소화시키기 위한 소화효소가 들어 있다. 그런데 이 효소는 불에 약하기 때문에 가열 조리한 음식물에서는 살지 못한다. 소화효소가 없는 음식을 먹으면 그것을 소화시키기 위해 우리 몸에 잠재되어 있는 효소를 사용해야 하는데, 그때 몸에 무리가 가게 되는 것이다.

효소의 작용
① 혈압조절작용 : 고혈압을 낮추고 저혈압은 올려 신체의 균형을 유지하는 것
② 해독작용 : 간장·신장기능을 강화하여 신체에 유해한 물질을 해독하는 것
③ 혈액정화작용 : 장 속의 이상부패를 억제하여 장내를 깨끗이 해서 혈액의 흐름을 원활하게 하는 것
④ 신경세포의 신진대사를 원활하게 해서 기억력·감정·신경의 전달을 원활하게 하는 것 등이다.

3) 몸 속의 노폐물을 제거하며 해독제 역할을 한다.

자연에서 얻어진 식품은 거의가 스스로 유해물질을 제거하고 해

독하는 기능을 갖고 있다. 특히 녹황색 야채에 들어있는 엽록소는 혈액을 정화하는 역할을 한다. 엽록소에는 천연 비타민과 미네랄이 함유돼 있어 빈혈을 예방하고 치료하는 효과와 인체 에너지를 샘솟게 하는 운동력이 된다.

면역식은 생야채와 곡물이 주원료가 되므로 체내에 노폐물, 독소 등을 흡착 배설 시키는 식이섬유가 많아 장 환경이 개선될 뿐만 아니라 각종 질병으로부터 인체를 보호한다. 또한 몸 속에서 에너지로 전환되는 시간이 빠를 뿐만 아니라 대사과정에서 생기는 노폐물이 현저하게 적어진다.

생야채에 들어있는 엽록소는 피를 만들고 피를 맑게 하며 원활히 흐를 수 있도록 도와주는 역할을 한다. 면역식을 하면 이처럼 빈혈을 예방하고 치료하는 것은 물론 혈관 내부에 불필요한 노폐물이 쌓이지 않아서 동맥경화증의 예방과 치료에 효과적이다.

또한 일상생활을 하는 우리들은 알게 모르게 공해물질을 먹게 되며 환경오염에 노출되어 살아간다.

모임이 많고 외식이 잦은 사람일수록 건강에 유해한 음식을 많이 먹게 된다. 그러므로 우리는 영양제보다 해독제가 더욱 필요한 시대에 살고 있다.

엽채류에 많은 엽록소 안에는 산소가 풍부하다. 맑고 깨끗한 산소는 우리 몸에서 몸을 깨끗하게 해주는 청소부 역할을 한다. 우리 몸에는 대사과정에서 '유해산소'가 나오는데 이 유해산소가 배설이 안되거나 과잉 생산되어 많아지면 각종 생활습관병과 암 발병의 원인이 된다. 엽록소를 섭취하는 면역식은 이 유해산소의 과잉 발생을 막아주고 오염된 혈액을 빠른 시간에 맑게 해 준다.

4) 암과 기타 생활습관병 예방

우리 나라의 사망 원인별 통계에서 압도적으로 높은 비율을 차지하는 항목이 바로 암으로 인한 사망이다. 암중에서도 위암, 간암, 폐암, 대장암, 자궁암의 순서다. 미국은 우리 나라와 달리 폐암으로 인한 사망률이 가장 높다. 대조적으로 위암과 간암은 훨씬 낮은 수치를 보이고 있다. 이것은 식생활과 밀접한 관련이 있다고 할 수 있는데, 주로 자극성이 강한 짜고 매운 음식과 국을 즐겨 먹는 우리가 위암에 걸리기 쉽다는 얘기가 된다.

우리 나라의 암환자는 해를 거듭할수록 늘어나는 추세이고 암환자의 연령도 점차 낮아지는 추세다. 여러 암을 일으키는 주요 원인을 묻는 조사에 가장 큰 비율을 차지하는 것이 음식 습관으로 나타났다.

최근 연구발표를 통해 입증되고 있듯 신선한 야채와 과일을 섭취하는 사람들은 그렇지 않은 사람들에 비해 암에 걸릴 확률이 현저히 줄어드는 것으로 나타났다. 따라서 신선한 생야채를 재료로 하고, 염분함량을 대폭 줄이고, 정백하지 않은 곡물을 사용하며, 비타민이 풍부하게 함유된 면역식은 암 예방에 효과적인 방법이라 할 수 있다. 또한 암의 재발 방지를 위한 최상의 식사이며, 암환자의 식사요법으로도 적합하다.

중·장년층에 일어나는 생활습관병의 대부분은 식원병이라고 해도 과언이 아니다. 이러한 병은 잘못 먹어서 생기는 병 즉, 과음, 과식, 인스턴트식, 미식, 담배 같은 기호식 등 각종 옳지 못한 먹거리가 몸 속에 쌓이면서 일어나는 질병이다.

생활습관병의 원인을 많은 의학자들은 일산화탄소가 체내에 정체되면서 생겨난 돌연변이라고 추측하고 있다. 이와 같이 일산화탄소가 체내에 정체되는 이유는 인간의 반자연적인 생활 때문에 산소가 부족한 식생활, 통풍이 안 되는 주거생활, 옷을 두껍게 입어 피부 호흡이 제대로 이루어지지 않는 생활습관 때문이다.

더욱 중요한 원인은 이로 인해 체내에 산소가 부족해져 섭취한 음식이 제대로 산화되지 못하고 다량의 일산화탄소가 생겨나기 때문이라고 할 수 있다. 때문에 생활습관병을 예방하기 위해서는 몸 속에 산소를 원활히 전달하는 면역식을 하는 것이 필요하다.

5) 섬유질이 풍부하여 변비를 치료한다.

변비는 만병의 근원이다. 그러나 면역식을 하면 곡류·야채류·엽채류·버섯류 등 뿌리부터 잎, 줄기까지 통체식이 가능하기 때문에 섬유질을 풍부하게 섭취해 숙변을 배출시켜 깨끗한 인체를 만들

수 있다.

변비는 수분 없이 딱딱한 변을 보거나 변이 몸 밖으로 원활히 배출되지 못하는 현상이다. 이는 수분이 부족한 음식을 먹었거나 혹은 좋지 않은 음식을 먹어 생긴 병이라 볼 수 있다. 제대로 먹었다면 원활히 배변이 되지 않을 이유가 없다.

여기에서 제대로 먹는다는 것은 우리 몸에 섬유질을 공급하는 음식을 먹는다는 것을 의미한다. 섬유소는 인체에 들어가 장벽과 변 사이에서 통변을 하게 해주는 역할을 한다.

섬유질이 많은 음식물로는 콩, 버섯, 야채 등 자연의 먹거리로 면역식을 통해 인체에 흡수되면 더욱 이로운 것들이다. 면역식은 곡류나 야채류가 주원료이기 때문에 생활습관병의 위험이 없고 섬유질이 많아 섬유질과 연관된 장의 활동에는 아주 적합하다.

6) 머리를 맑게 해서 집중력을 높인다.

면역식을 하면 소화효소의 낭비를 막아주고 모든 효소는 머리를 사용하는 데 필요한 대사효소로 전환시키기 때문에 머리가 맑아지게 된다. 따라서 수험생의 학습능률 향상에 크게 기여하며 연구직 근무자의 연구 능률 향상에도 큰 도움을 준다.

우리 두뇌는 많은 영양소, 풍부한 산소, 깨끗한 혈액을 필요로 한다. 두뇌에는 무수한 뇌신경 전달물질이 있는데 주로 비타민과 미네랄로 구성되어 있다. 또한 참깨나 호두 등의 견과류와 곡분에 풍부한 필수지방산도 뇌 세포의 구성요소다.

　뇌의 활동을 가장 활발히 하는 데는 무엇보다도 풍부한 산소가 필요하다. 일반적인 식사는 대사과정에서 산소를 소비하지만 엽록소 성분은 대사과정에서 산소를 발생시킨다. 따라서 엽록소를 섭취하는 생식이 충분히 우리 몸에 들어올수록 우리 몸은 그만큼 풍부한 산소와 신선한 혈액을 공급받는다.

7) 체중조절이 가능하다.

　면역식은 소식으로 충분한 에너지가 공급되고 체내에 노폐물과 지방이 쌓이지 않으므로 비만을 미연에 방지하며 다이어트 효과가 높다.

　살을 빼면서 몸이 건강하기란 쉬운 일이 아니다. 특히 당뇨병, 고혈압, 관절염 등 그 원인이 비만과 어떤 식으로든 관련이 있는 사람은 꼭 살을 빼야 하는데, 이 때 유효한 방법이 면역식사이다. 단순히 굶기만 하면 몸 속에 단백질이 지방보다 먼저 빠져나가 오히려 병을 키울 수 있지만 면역식은 영양이 골고루 들어 있어 자연스럽게 비만을 치료하고 예방할 수 있다.

　또한 일반 비만자의 경우, 대개 영양과잉이자 영양결핍이라는 문제를 안고 있다. 비만한 사람의 식습관을 보면 거의 비타민이나 무기질, 섬유질은 부족하고 탄수화물, 지방, 단백질은 과잉 섭취된 영양상태를 나타낸다. 쉽게 말해 섭취된 에너지를 태우는 영양소가 부족한 것이다. 이러한 비만은 부적절한 식사에서 온 만큼 식단을 바꿔야만 개선될 수 있다.

면역식에 들어있는 섬유소는 장을 자극해 장운동을 항진시켜 배변량도 증가하고 숙변이 사라지므로 신진대사가 원활해진다.

그리고 인체에 공급된 에너지를 태워줄 영양소를 충분히 공급하기 때문에 영양균형과 적절한 체격을 유지하는데 적합하다. 이런 이유로 최근에는 면역식이 다이어트식으로 각광을 받기도 한다.

8) 알칼리성으로 체질을 개선한다.

현대인들이 많이 앓게 되는 알러지 질환은 산성체질인 사람에게 흔히 나타난다. 육식을 좋아하고 술, 담배 등이 원인이 되어 서서히 산성체질로 바뀌게 되면 몸의 저항력이 약해져 각종 생활습관병에 쉽게 노출되기 마련이다. 이럴 때 몸을 알칼리성으로 만들어주는 것이 가장 급선무인데, 그러기 위해서는 면역식 위주의 식사를 하는 것이 좋다.

인간의 몸은 중성일 때 pH가 7인데, 7.3으로 넘어가 알칼리성을 띠게 되면 각종 유해균과 질병이 몸 속에 서식하지 못한다. 그래서 암환자나 고질병을 앓는 환자들은 장기간의 면역식을 통해 몸의 알칼리화를 도와 병을 극복하는 것이 중요하다.

  면역식은 완전한 생명구조를 가진, 그 성질이 중성에 가까운 알칼리성 식품이므로 산성체질을 약알카리성 체질로 빠르게 바꾸어 줄 수 있다.

9) 피부가 깨끗해진다.

  피부는 건강의 거울이다. 몸의 내장 기관에 문제가 생기면 곧바로 얼굴에 나타나 우리에게 질병에 대처할 기회를 제공한다. 이러한 피부병 치료의 관건은 몸 속의 노폐물을 없애는 근원적인 치료를 해주는 것이다. 이를 통해 피부질환과 함께 몸 속의 고질병도 사라지게 된다.

  현대의학의 처치에 따라 발진 등의 증상 자체만을 없애기 위해 연고나 호르몬제를 복용하게 되면 피부를 통해 배설되어야 할 노폐물이 혈액 속에 잔류해 신장이 상하게 되고 피부의 이상도 발생한다. 면역식을 하면 인체 내에 잔류해 있는 노폐물을 배설시키고 세포와 체액을 맑게 해 피부질환을 자연적으로 치유시킬 수 있다. 이로 인해 몸에서 나는 냄새도 없애주고 우리 몸의 안과 밖을 모두 깨끗이 해준다.

  건강한 몸의 원활한 신진대사는 피부에도 탄력과 젊음을 준다. 맑은 피부를 갖고 있는 사람이 건강한 것은 바로 이런 이유에서다.

3. 왜 면역식이 좋은가

1) 인간은 원래 채식동물

 가장 성공적인 잡식성 동물은 인간이라고 한다. 그리고 인간과 유사한 치아의 기능을 갖고 있는 동물인 돼지 또한 잡식성으로 동물성, 식물성 사료를 모두 먹는다. 그러나 인간의 식성은 본래 초식성에 가깝다. 이것은 치열의 구조를 보면 알 수 있는데, 인간의 치열은 육식동물이 아닌 초식동물의 치열과 유사하다고 한다. 육류를 먹을 때 주로 쓰는 송곳니보다 어금니가 잘 발달된 것만 보아도 알 수 있다.
 우리 몸의 소화액의 성질을 보면, 육식동물과 초식동물이 서로 달라서 초식동물은 육식동물과 같은 강력한 단백질 분해 효소를 갖고 있지 않다. 고기 속에 함유되어 있는 단백질을 아미노산 정도의 상태로 어느 정도 분해하는 작용은 있지만 그 이상의 작용은 하지 못한다. 인간의 경우도 마찬가지다.

또 육식동물과 초식동물은 장의 길이도 다르다. 육식동물은 짧고 초식동물은 상당히 길다. 인간은 장이 긴 부류에 속한다. 이는 육식동물과 반대되는 특성이다.

인간에게는 맹장 끝부분에 충수돌기가 있다. 이것은 대표적 초식동물인 토끼가 충수돌기를 갖고 있는 것과 유사하다. 초식동물에게 맹장은 반드시 필요한 기관이다.

우리가 순수한 식물성을 주식으로 삼는다면 맹장에 이상이 생기거나 흔히 걸리는 맹장염을 염려할 필요가 없다. 육식 동물이 아닌데도 고기를 과다 섭취하기 때문에 맹장염에 걸리는 것이다. 생활습관병이 잘 걸리는 이유도 썩기 쉬운 육류가 인간의 긴 장 속에서 부패해 피가 산독성으로 바뀌기 때문이다.

또한 일반적으로 육류·우유 등 동물성 식품의 과잉섭취는 장내 환경을 악화시켜 체내에 갖가지 독소를 유발시킨다. 동물성 단백질의 부패와 장내 나쁜 균의 증가를 초래하게 된 것이다. 이것들은 장에서 흡수되어 혈액을 악화시키는 원인이 된다.

그리고, 동물성 식품은 암체질을 만드는 것에도 지대한 역할을 한다. 동물성 단백질로 인해 장내에서 부패 현상이 일어나면 갖가지 독소가 발생하여 혈액이 오염되고 이로 인해 세포의 기능이 혼란을 일으켜 여러 가지 염증을 일으킨다. 암도 그런 맥락에서 발병

하는 질병인 것이다. 그러나 반대로 곡식을 중심으로 한 채식에서는 깨끗한 혈액이 계속 만들어져 놀라운 체질 개선 효과가 나타난다. 이것은 인류가 본질적으로 곡식과 야채를 먹는 식성을 지니고 있기 때문이다.

자연식에 대한 열풍은 우리나라뿐 아니라 이미 세계적인 추세다. 일찌기 1928년 독일에서는 '곡채식을 생활화 하자'라는 구호를 내건 '오가닉푸드 운동'이 번지기 시작했고, 요즘엔 '매크로바이오틱 식생활', '내추럴푸드 운동' 등이 유행처럼 퍼지고 있다.

우리가 서구의 식생활을 받아들여 패스트 푸드가 일상화 된 반면 거꾸로 서양은 지금 동양적 식생활로 점차 문화가 바뀌어 가고 있는 중이다.

인간은 본래 초식동물 중에서도 곡채식성 동물이다. 그러므로 자연으로 돌아가고자 하는 욕망은 본능적이며 매우 당연한 이치다. 면역식의 상용은 그런 의미에서 가장 적합한 선택이며 건강을 위한 최상의 방책이라고 할 수 있다.

최근 일본에서는 건강한 식생활을 위해 전 국민에게 하루에 18가지 이상의 식품을 섭취하도록 권장하고 있다. 이것은 현대인의 생활이 윤택해짐에 따라 극도의 미식과 과식, 육식, 가공식품의 섭취로 인한 불균형한 식생활로 사람들의 건강상태가 나빠져 더 이상 간과할 수 없는 사회문제가 되고 있기 때문이다.

건강한 먹거리에 대한 관심이 고조되고 있는 요즘, 면역식은 전 세계적으로 불고 있는 자연식 붐에 가장 주목 받는 식품으로 각광

받고 있다. 이것은 생식이 자연의 생명력이 그대로 살아있는 최상의 식사요법이기에 가능한 일이다.

식생활의 개선은 무엇보다 중요하다고 할 수 있다.

2) 살아있는 영양소를 먹는다.

면역식을 통해 섭취할 수 있는 살아있는 영양소는 씨눈, 효소, 엽록소, 식이섬유, 비타민, 미네랄 등이다. 이들은 열에 쉽게 파괴되기 때문에 생식에서만 고스란히 보존될 수 있다. 이 살아있는 영양소 중 최근 각광을 받고 있는 것이 생리활성물질이다. 지금까지 알려진 항암 비타민, 항암 미네랄에 이어 암을 막아주는 카로티노이드, 골다공증을 예방하고 치료하는 이소플라본, 그밖에 인삼의 사포닌, 토마토의 라이코펜 등 수많은 예방의학적 또는 치료적 성분들이 속속 발표되고 있는데, 이는 불로 익히지 않은 먹거리를 통해서만 가능한 것이다.

여기서 더욱 주목을 해야 할 것은 이 같은 영양소가 몸의 기능을 회복시키는 것뿐만 아니라 질병의 치료 및 개선까지 할 수 있다는 것이다. 미국 의학박사인 윈드 박사는 오늘날 현대인들이 앓고 있는 각종 암의 원인 중 90% 이상이 '잘못된 식사와 몸에 들어온 화학물질' 때문이라고 말했다.

면역식이 치료적 차원에서 암환자에게 가장 적합한 이유는 일체의 화학물질이 없기 때문에 면역체계를 극대화 시킴은 물론 더 이상 암 유전자를 자극하는 성분을 공급하지 않는 데 있다. 그리고 최소한의 영양으로 신체를 건강하게 하는 데에 기여하므로 몸에 유해한 불필요한 조직을 스스로 제거 시킬 수 있다. 또한 간이나 소화기에 부담이 없고 대사과정이나 노폐물의 처리를 최소화하므로 모든 에너지를 암치료에 쏟을 수 있다.

면역식이 암환자에게 적합하다면 다른 생활습관병은 굳이 설명할 필요가 없으며, 암과 각종 생활습관병을 극복하는 데 면역식이 주효 했음은 많은 체험 사례들을 통해 속속 밝혀지고 있다.

다시 말해 암을 위시한 여러 가지 생활습관병에는 생야채와 생현미가루를 먹는 생채식 건강법을 하면 완치된다는 여러 결과가 이미 인증되고 있다.

이들이 병을 극복할 수 있었던 것은 잘못된 식습관을 개선했기 때문이다. 그러므로 병을 앓는 사람이 화식이나 과식 인스턴트 식품의 상용 등과 같은 문제에 깊숙이 연루되어 있기 때문에 면역식의 위력은 더 크게 발휘된다.

3) 잘못된 식습관을 고치면 불치병에서 해방된다.

현대인이 갖고 있는 대부분의 질병은 잘못된 식사에서부터 비롯된다. 이는 음식을 통해 외부에서 들어온 화학물질과 소화능력 이상으로, 혹은 음식이 몸 안에서 부패하면서 생긴 독소와 영양소가 부족한 식품을 섭취하는 데서 오는 영양결핍이 원인이 되어 일어난다.

 건강을 유지하기 위해서는 무공해의 완전한 식습관과 올바른 생활습관을 몸에 익히는 것이 필요하다. 좋지 않은 식습관으로 대표적인 것이 과식과 육류 위주의 식사 그리고 인스턴트 식품의 생활화이다.

 육류 위주의 기름진 식생활은 혈액 내 콜레스테롤을 증가시켜 동맥경화, 중풍, 심장질환을 발생시키는 주요 원인이며 특히 육류를 가열함에 따라 발생하는 독소물질은 암을 유발하는 물질로 작용하게 된다.

 면역식을 하면 육체가 영양의 균형을 스스로 조절할 수 있게 되어 화식을 할 때보다 식욕이 절제돼 소식을 하게 되고 육류섭취가 현저히 줄어 생활습관병 예방과 체중감량 효과를 얻을 수 있다. 또한 체내 천연효소의 증강으로 최적의 생체리듬을 회복시켜 활기찬 생활을 할 수 있다.

4. 명현현상

1) 명현이란

　명현이라는 말은 한의학적 용어로 '병을 치료하는 과정에서 약을 복용하면서 예기치 못했던 불쾌한 증상이 나타나는 것', 환자 또는 허약 체질인 사람이 한약이나 건강보조식품 등을 복용하게 될 때 '일시적으로 통증, 발열, 발한, 설사, 발진 같은 증상이 나타나는 것'을 뜻한다. 이러한 증상은 오랫동안 건강이 좋지 않았던 사람에게 병이 호전되는 반응으로 나타나는 현상이다.

　명지대학교 부설 생물공학연구소 소장인 이양희 교수가 주창하는 호전반응도 이와 비슷하다.

　이 교수는 그가 주창하는 GF식사법으로 바꾸면 잘못된 식사를 오래 해서 몸에 이상이 있는 사람의 경우 밥맛을 잃거나 피로감, 통증, 열, 냉기, 악취, 성욕감퇴, 탈모현상, 피부이상 등의 병적이상이 나타날 수 있는데 이런 반응은 건강이 회복하기 위한 일시적 증상이므로 기다리면 정상으로 돌아온다고 했다.

한편, 미국의 영양 상담가 Ruth Y. Long 박사는 건강이 좋지 않은 사람의 경우 체내에 다량의 독소나 채 배설되지 못한 노폐물이 있을 수 있는데 이것은 영양의 균형을 찾으면서 회복해야 할 것이라는 논리를 펼친 바 있으며, 이를 통해 인체는 이들을 제거하기 시작하면서 불쾌한 증상이 일시적으로 일어날 수 있다고 지적했다.

2) 명현현상이 생기는 이유

면역식을 하면 배에 가스가 찬 다든지, 혹은 머리가 아프다든지, 소화가 안 된다든지 혹은 얼굴에 발진이 생긴다든지 하는 현상이 나타날 수 있다.

이런 현상을 두고 명현현상 혹은 호전 반응이라고 한다. 말 그대로 증세가 호전된다는 것을 말함인데, 이는 신체이상이 극복되는 과정에서 나타나는 일시적인 현상이다.

면역식을 하게 됨에 따라 체내에서의 조절작용이 일어나 노폐물의 배설이 진행되면서 어느 순간 노폐물이 한꺼번에 빠지는 과정에서 일어나는 현상이다.

이는 면역식으로 인한 자연 치유력의 결과이다. 물론 모든 사람들에게서 명현현상이 나타나는 것은 아니다. 개인의 체질이나 병의 상태, 병의 진행 상태에 따라 명현현상 또한 다르게 나타난다. 특히 생활습관병이나 만성질환을 앓고 있던 사람들에게 더 뚜렷하게 나타난다.

　일반적인 예로 장이 안 좋은 사람의 경우 종종 생식을 먹고 난 후 배가 살살 아파진다는 경우가 있는데, 이는 장내의 유해 배설물이 빠지면서 나타나는 현상이다.

　장 뿐만이 아니라 위장이 안 좋은 사람들의 경우 이런 현상이 종종 나타나는데, 이 경우 속이 더부룩하거나 방귀를 자주 뀌는 신체 반응이 나타나기도 한다. 심한 경우 변비가 생길 수도 있는데, 이는 수분이 부족하거나 혹은 위장기능이 약해 섬유질을 소화시키지 못하기 때문이다. 즉 건조 시킨 생식을 먹으면서 수분이 부족하면 오히려 섬유질이 뭉쳐서 배출되지 못하고 이런 현상을 발생시키기도 된다. 이 경우 충분한 수분의 섭취를 통해 증상을 개선시킬 수 있다.

　또한 열이 날 수도 있는데 이는 체내에 축적되어 있는 유해물질과 싸우는 과정에서 발생하는 신체 반응이거나 혹은 체내에 많이 축적되어 있는 노폐물을 걸러내기 위한 반응이다.

　일시적인 경련이나 피부발진 등도 같은 경우이다. 때로 이것이 뇌나 근육으로 가서 통증을 일으키는 경우도 있는데 이 경우 두통을 야기하기도 한다.

혈액의 상태가 나쁜 산성체질은 심하게 피로하며 졸음이 온다. 좋지 않거나 병들어 있는 장기 기능을 회복함에 따라 일어나는 일시적인 불균형 현상이다.

때로 여성들의 경우 면역식으로 인해 체지방이 많이 감소하였거나 호르몬 대사 균형의 정상화과정에서 생리양이 줄거나 일시적인 무월경 증상을 보이기도 하는데 얼마 지나지 않아 쉽게 회복된다.

3) 명현현상의 기간

명현현상이 나타나는 사람들은 대개 섭취 후 수일에서 수십 일 후에 이런 신체반응을 경험하는데, 대체로 3~5일이 지나면 없어지기도 하지만 심한 경우 3~6주 혹은 2~3 개월까지 지속되는 경우도 있다. 명현현상은 체질이 개선되고 있다는 증거이므로 일시적으로 증상이 나빠지더라도 염려할 필요는 없다.

위에서 살펴본 것처럼 명현현상은 체내의 축적되어 있는 유해물질과 싸우는 과정에서 발생하는 일시적인 반응이며 몸이 좋아진다는 반응이므로 걱정하지 않아도 된다.

명현현상의 기간은 사람에 따라 체질에 따라 혹은 노폐물의 배설속도나 질병의 정도에 따라 다르기 때문이다.

다만 증세가 심한 경우 섭취량을 조절하거나 방법을 조정해 볼 필요는 있다. 증세가 아주 심하다면 섭취량을 줄이되 중단하지 않으면서 계속 유지해 보는 것도 방법이다. 체내에서 적응되고 있는 과정이 중단될 염려가 있기 때문이다.

  명현현상이 나타난다고 해서 면역식을 중도에 그만 두는 것은 체내에 축적되어 있는 노폐물과 싸우는 과정을 포기하는 것과 같다.

  물론 명현현상이 수분부족으로 인해 생기게 되는 경우 면역식을 섭취하는 방법을 조정할 필요가 있다. 충분히 수분을 섭취하지 않으면 오히려 역효과가 나올 수 있으므로 이는 주의를 요하는 부분이다.

  또한 다이어트를 하기 위해 면역식을 하는 일부 여성들의 경우 정해진 면역식의 양조차 섭취하지 않고서 무리를 하는 경우가 있는데, 이 또한 주의를 요하는 부분이다. 이런 경우 신체의 부작용은 명현현상이 아닌 말 그대로 부작용인 경우가 더 많기 때문이다.

  명현현상은 체내에 쌓여 있는 노폐물이나 독소물질의 배출 과정이므로 배출 속도를 높여주는 것이 필요하다.

  충분한 물과 섬유질을 섭취하여 소변이나 대변의 양을 늘려 주어서 소변이나 대변을 통해 잘 배출될 수 있도록 하는 것이 최선의 방법이다.

6부

면역식과
면역요법 치유사례

1. 암

전립선암 4기, 방광암, 골수암 6개월만에 고치다.

김인중(남, 71세)

저는 2008년 1월 대학 병원에서 전립선암 4기, 방광, 골수에까지 전이된 말기암 선고를 받았었습니다.

어느 날 갑자기 자꾸만 오줌이 마렵고 오줌을 누어도 뒤가 시원 치 않고 불쾌했습니다. 밤 10시쯤 잠을 자게 되면 물도 먹지 않았는 데 자꾸만 오줌이 마려워 잠을 잘 수가 없었습니다. 하룻밤에 5~6 번을 잠을 깨고 보니 날이 새면 머리가 멍하고 정신이 없었습니다.

아랫배에 무언가 들어있는 것 같고 나중에는 오줌 누기가 힘이 들고 아프기까지 했습니다. 아무래도 무슨 큰 병이 아닌가 싶어 겁이 덜컥 났습니다.

  그래서 제가 사는 동네 K비뇨기과 의원을 찾아 갔습니다. 오줌검사를 하자고 해서 검사를 해 보았더니 내 눈에는 오줌 색깔이 별로 문제가 없는 것 같은데 의사는 오줌에 피가 섞여 나온다고 했습니다.

  혈액을 채취해서 검사를 하자고 하길래 또 혈액검사를 한 결과 8이라는 수치가 나왔습니다. 건강한 사람도 검사를 하면 수치가 4까지는 나올 수가 있다고 하면서 나는 보통 사람보다 배가 나왔으니 분명히 몸에 이상이 있다는 것이었습니다.

  의사가 약을 1주일분 주며 먹어보라고 했습니다. 약을 먹으니 오줌이 시원스럽게 나오는가 싶더니 약기운이 떨어지니 예전 증상 그대로 힘이 드는 것이었습니다. 그래서 두 번째 찾아갔더니 의사가 어떠냐고 물었습니다. 1주일간 약을 다 먹고 나니깐 또 그런 증상이 되더라고 했습니다. 의사는 다시 혈액검사를 해 보자고 했습니다.

  이번에는 16이라는 수치가 나왔다면서 약을 먹으면 수치가 내려가야 되는데 약 가지고는 해결이 안 되겠다고 했습니다. 그는 소견서를 써주면서 대학병원에 가서 정밀검사를 하고 치료를 받으라고 했습니다. 그래서 대학병원에 갔더니 거기서도 혈액을 채취하여 검사를 하자고 했습니다. 검사결과 수치가 32로 올라가니깐 정밀검사를 해 봐야 정확히 병을 알 수 있다고 했습니다. 그래서 정밀검사를 의뢰하고 일주일 만에 다시 대학병원에 갔습니다.

  담당진료 과장선생님이 검사결과 전립선암 4기로 방광, 골수에까지 전이되었다고 했습니다. 방사선 치료를 겸해서 항암치료를 받지 않으면 안 된다고 했습니다.

    정말 당황이 되었습니다. 항암제는 중암제일 뿐 아니라 의사가 암에 걸리면 그분들은 항암제를 안 맞는다고 했습니다. 그런 독한 항암치료를 내가 받아야 하나 걱정이 태산 같았습니다. 그러다가 이래 죽으나 저래 죽으나 고통 받고 죽을 필요가 없다는 생각이 들었습니다.

    저는 오래전부터 두 약사님의 면역요법으로 암을 고친 사람들을 많이 알고 보아왔습니다. 두 약사님의 면역요법은 생활건강법의 실천과 면역식을 하루에 3번씩 먹는 것인데, 그 방법이 아주 자연적이었습니다.

    면역식을 입에 넣고 씹는데, 100번 이상 씹어 먹는 것이었습니다. 씹어 먹으면 면역식 속에 들어있는 효소와 공기 속의 산소가 결합이 되어 놀라운 효과가 나타난다는 것입니다. 그렇게 면역식을 먹다보면 1시간이 넘게 걸리기도 합니다.

    오전에 한 번, 점심에 한 번, 오후에 한 번 면역식을 1일 3식 하였습니다.

    저는 오전 식사 전에 토마토즙을 마시고 나서 식사를 하였습니다. 율무, 현미, 검은쌀밥과 나물 종류, 버섯, 가지, 그리고 매끼마다 마늘 한 통씩 밥에 쪄서 같이 씹고 또 씹어 먹었습니다.

    각종 채소류에는 일반 음식처럼 고춧가루 같은 양념은 빼고 모든 간은 된장과 청국장을 섞은 것으로 하되 소식으로 하였습니다. 그리고 후식으로는 과일이나 고구마, 감자를 조금 했습니다.

약사님이 준 면역식을 먹고 난 후로는 다른 것은 일체 먹지 않고 요료법을 여러 번 계속 했으며 저녁 때도 똑같이 그렇게 진행했습니다. 그렇게 꾸준히 6개월 동안 기도하면서 시킨 대로 성실하게 했습니다.

6개월째 되는 날 대학병원에 찾아 갔더니 의사가 퉁명스럽게 치료를 하러 오라고 하니깐 오지도 않고 그동안 뭘 했냐고 하면서 호통을 치는 것이었습니다. 그리고 다시 검사를 해 보자고 하면서 혈액채취를 하고 3일 후에 결과를 보러 오라고 했습니다.

그래서 3일 후 결과를 보러 대학병원에 갔었습니다. 정밀검사표를 보더니 담당의사가 깜짝 놀라는 것이었습니다.

도대체 어떻게 했길래 6개월 만에 이렇게 치수가 정상으로 내려 갔느냐고 하면서 나보고 대단하다고 하였습니다.

검사결과를 말씀하시는데 4개월 전에 처음 병원에 왔을 때 수치가 32로 말기암으로 상태가 절망적이었는데 불과 6개월 만에 수치가 3.8로 내려갔다면서 크게 놀라는 표정으로 그 비결에 대해 궁금해 하면서 꼬치꼬치 물어 보는 것이었습니다. 그러면서 여지껏 하던 그대로 식생활을 하면 앞으로 아무런 문제가 없을 것이라고 했습니다. 그래서 나는 마음 속으로 이제는 살았구나 생각하고 안도의 한숨을 쉬었습니다.

만약 6개월 전에 실천하지 않고 병원에서 항암치료를 받았다면 지금쯤 내가 어떻게 되었겠나 생각하니 너무너무 감사했습니다.

갑상선암, 전신마비, 뇌종양, 위염 완치

박문일(남, 43세)

저는 신학대학을 졸업하고 목사안수를 받고 부산 S교회를 섬기는 목사입니다. 20여 년전 고등학교 시절부터 갑상선암을 진단받고 몸이 좋지 않았으나 가정형편이 너무나 어려워 병원에도 제대로 가지 못하고 약물치료도 계속해서 받지 못하였습니다. 그런 가운데 향학열에 불타 공부를 너무 무리하게 하다가 어느날 그만 쓰러져 전신에 마비가 오고 경련을 일으키게 되었습니다.

응급조치로 이웃 약국과 동네 의원을 다니면서 치료를 받기도 하고, 온갖 보조식품을 먹고, 민간요법 등을 해보았으나 백약이 무효였습니다. 송도아리랑고개 낭떠러지에 가서 자살을 시도하다가 가롯유다 생각이 나서 돌아오기도 하였습니다.

전신이 무력해서 어지럽고, 화장실을 출입하기조차 힘들 정도였습니다. 할 수 없이 복음병원에 입원하였으나 별 다른 효과를 보지 못하고 퇴원하였습니다. 오히려 경련증세와 어지럽고 피곤한 증세가 더욱 심해져갔습니다. 그래서 저는 기도원에 들어가서 1년간 하나님께 매달려 기도하며 지냈습니다.

그래도 몸이 낫지 않아 기도원에서 내려와 다시 종합병원에 가서 진찰을 받았더니 내 몸에 간질병이 있다는 것이었습니다. 그래서 침례 병원에 가서 다시 진찰을 받아 보았더니 뇌종양이 있다는 것을 알게 되었습니다.

그런 후에 집에 와서 몸져 누워 지내게 되었는데 갑자기 혼수상태가 되었습니다. 이러다가 죽는 것이 아닌가 겁이 덜컥 났습니다.

하나님의 종이 될 것을 믿고 기도해 왔는데 병세가 이렇게 악화되다보니 믿음마저도 흔들리는 것 같았습니다. 심신이 극도로 쇠약해지고 저의 영혼도 흐려지면서 삶의 소망이 사라지는 것 같았습니다. 그무렵 병은 잘못된 식습관에서 온다. 내 병은 습관병이다. 그렇기 때문에 자신의 병을 자신이 고쳐야 한다는 내용의 약사님의 책을 읽게 됐습니다. 책을 읽고 실천하는 도중에 내 인생이 끝나는 줄만 알았던 자신이 이제 면역요법으로 고칠 수 있겠구나 하는 확신이 왔습니다.

제가 깜짝 놀란 것은 한달 간 면역식을 먹고 부지런히 하였더니 정말 놀랍게 모든 병세가 호전되었습니다. 저는 1년 반 동안 철저하게 실천하면서 면역식과 약사님의 면역요법을 한 결과 갑상선암, 전신마비, 간암, 뇌종양과 위염을 위시한 모든 병이 깨끗이 사라졌습니다.

말기 간암이 완전 회복되다.

김철수(남, 60세)

작년 1월 12일 자꾸 피곤한 증상이 의심되어 서울아산중앙병원에서 검진을 받았는데, 간암이라는 결과가 나왔습니다. 이미 혹이 4

~6cm 정도 자랐다고 했습니다. 위험하다고 했습니다. 도무지 믿을 수 없어 가족 모두가 깊은 슬픔에 잠겼습니다.

저는 간동맥색전술을 받기로 하고 1월17일 수술대에 누웠습니다. 그때 하나님의 음성이 들렸습니다. '다 치료되었으니 걱정할 것 없다' 라고 분명히 말씀하셨습니다.

수술은 마쳤습니다만 서울의 모교회 목사님도 수술을 2번하고도 고생하고 있었습니다. 간암은 이런 수술로는 결코 완치할 수 없다는 것을 잘 알고 있었습니다.

처음, 저의 병을 알고 계셨던 한 자매님이 올 2월초에 약사님을 소개해 주셨습니다. 약사님이 주신 것을 먹고 체내에서 좋은 오줌을 만들어서 먹는데 이른바 비법이 있는 것 같았습니다. 예전에는 미처 몰랐지만 면역요법이 참으로 대단한 치료제라는 것을 깨닫게 되었습니다. 그래서 면역식을 성실하게 챙겨 먹었습니다. 간암 치유의 비결은 약사님의 말씀과 면역요법을 실천하는 데 있다는 것을 깨달았습니다. 그러나 막상 오줌을 마신다는 것은 쉬운 일이 아니었습니다. 처음에는 아침에 두 모금 정도만 마시며 오줌으로 세수를 하고 눈을 씻었습니다. 며칠 지나면서부터 피부가 좋아지고, 눈에 눈꼽이 끼던 증상들이 없어졌습니다.

면역식을 꼭꼭 챙겨 먹으면서 하루 세 번씩 오줌을 받아 그대로 마시기 시작했습니다. 얼마의 시간이 흐르자 몸이 가벼워지면서 혈색이 눈에 띄게 좋아졌습니다. 더 놀라운 것은 말기 간암증세가 완전히 회복된 것이었습니다. 저는 전적으로 면역요법과 약사님의 식사방법 덕분으로 확신하고 있습니다. 이제는 신도들이나 주위 사람들에게 자신있게 면역요법에 대한 효능을 알리고 있습니다. 또 오줌은 더러운 혐오식품이 아니라 하나님이 주신 생명수라는 것도 말입니다.

저의 아내와 장모님, 작은 조카도 면역요법을 실천해 그 효과를 톡톡히 보고 있습니다. 주변에도 약사님의 책을 선물하며 면역요법을 적극 알려주고 있습니다.

위암, 비만, 고혈압이 완치되고
김서영(남, 62세)

저는 2002년 11월경 경북 의성공생병원에서 위암진단을 받았습니다.

그동안 위장이 나빠 식사를 제대로 못해 목회 활동을 하기가 힘이 들어 고생을 말할 수 없이 많이 하였습니다. 그러던중에 약사님의 면역요법을 알게 되었습니다. 특별히 관심과 주목을 끈 것은 식생활을 개선하는 것이었습니다.

흔히 사람들은 말하기를 도무지 세상을 믿을 수 없다고 합니다. 진실도 믿을 수 없고, 사실도 믿을 수 없다는 것입니다. 그러나 저는 약사님의 면역요법이라면 틀림없다고 믿었습니다.

저희 집사람도 비만과 고혈압에 관절염도 중증이라 저희 부부가 같이 그 날부터 약 8개월 동안 감사하는 마음으로 실천했습니다. 신기한 것은 실천한 즉시 호전반응이 일어났는데 지금은 위암이 완치되고 건강을 회복하게 되었습니다.

불쾌한 증상들이 깨끗하게 없어졌고, 수면도 잘 하게 되었으며, 피곤한 증세도 완전히 없어졌고, 입맛도 아주 좋아졌습니다.

저희 집사람도 8년 동안 복용해 오던 혈압약을 그 날로부터 끊었는데 끊은 지가 8개월이나 되었습니다. 그리고 심한 관절증세도 없어졌습니다. 요즈음은 운동도 잘하고, 뛰기도 잘합니다.

참으로 기적 같은 일이 아닐 수 없는 것입니다. 사람들 중에는 약사님의 면역요법을 비 과학이나 비 의학으로 취급하는 사람들이 있습니다. 그러나 이것이야말로 하나님이 주신 최고의 선물이요, 보약 중에 보약으로 믿습니다.

이 글을 읽는 여러분들에게 권합니다. 병만 고칠 수 있다면 무엇인들 못하겠습니까? 불치의 병으로 고민하거나, 망설이지만 말고 약사님의 말씀에 겸손한 마음으로 귀를 기울이시고 그리고 실천하십시오. 그러면 놀라운 기적을 체험하게 될 것입니다.

대장암, 늑막염, 치질 완치

박수혁(남, 45세)

저는 오랫동안 기독서점을 경영했으며 안수집사로서 그동안 신학대학을 졸업하고 필리핀 선교사로 파송준비를 하다가 지금은 교회담임목사를 하고 있습니다.

2001년 1월 27일 밤에 용변을 보다가 갑자기 정신을 잃고 쓰러졌습니다. 화장실 바닥이 온통 피로 물들고 한쪽 눈은 부어 올라 보이지도 않고 이마에도 탁구공 만한 혹이 났습니다.

119를 부르려다가 겨우 정신을 차려 승용차로 K종합병원으로 가게 되었습니다. 입원을 하여 이틀 동안 정밀검사를 해보았더니 말기 대장암 진단이 나왔습니다.

초음파 모니터에 이상한 물체가 보여서 CT촬영을 한 결과 20cm 가량 되어 보이는 물체가 있다고 하면서 주치의는 그것이 대장암이라고 진단하였습니다. 때문에 화장실 바닥에 피를 쏟게 되었으며 말기 암이기 때문에 수술을 해도 6개월, 하지 않아도 6개월을 넘길 수 없다고 했습니다.

절박한 마음으로 암에 관련된 책을 찾아보게 되었습니다. 그러던 중에 약사님의 책을 통해 면역요법을 알게 되었습니다.

약사님의 면역요법에 따라서 면역식을 하루 3번씩 먹고 소변을 한되 이상 매일 먹었습니다. 일체의 탄산음료, 종류는 먹지 않고 현미 잡곡밥을 먹었습니다. 고기와 인스턴트 제품을 가려서 생체식, 과일 등을 먹기 시작했습니다. 그리고 누우면 죽고 걸으면 산다는 정신으로 매일같이 열심히 운동을 하였습니다.

면역식을 먹고 나오는 오줌은 다다익선으로 많이 먹으면 먹을수록 좋다고 하셨습니다. 저는 될 수 있는 대로 오줌을 버리지 않고

다 먹으려고 노력하였으며 오줌 맛사지도 열심히 하였습니다.

명현현상으로 뱃속이 더부룩하고 가스가 나오기도 했습니다.

며칠 간은 설사가 나오고 힘이 없는 증세가 몇 번 나타나더니 그 다음부터는 그런 증세는 사라졌습니다. 한 달 한 달 지날 때마다 기적으로 건강이 회복되고 컨디션이 좋아져 갔습니다.

저는 약사님의 면역요법을 실천하여 1년 만에 대장암이 완치가 되었습니다. 뿐만 아니라 내게 오랫동안 고통을 주었던 늑막염과 치질도 고쳤습니다.

저는 얼마나 기쁜지 모릅니다. 이 기쁜 소식이 암으로 고통 받는 환우들에게 희망이 되고 병원에 가지 않고 집에서 스스로 잘못된 식생활을 고침으로 대장암, 늑막염, 치질 등 몸에 있는 모든 병을 한꺼번에 고치고 건강을 회복하는 진리가 실천되어 우리의 이웃과 사회가 다같이 행복해 질 수 있기를 진심으로 바랍니다.

위암, 당뇨병이 회복되고

이용복(남, 43세)

저는 작년 8월에 위암이라는 진단을 받고, 위의 75%를 잘라내는 대수술을 했습니다. 지금 생각해도 가족 모두에게 고통스럽고 불안한 날들이었습니다.

저의 건강을 염려하던 처제가 우연히 책을 한권 주면서 약사님의 면역요법을 알려주었습니다. 저는 그 날부터 당장 시작했습니다. 유리병을 들고 다니며 하루에 세 번씩 빠짐없이 오줌을 마시고, 저녁마다 오줌으로 눈을 씻으며 하루의 피로를 풀었습니다.

그러던 올 2월에 갑자기 장에 마비가 와 서울의 종합병원에 입원을 하게 되었습니다. 혹시나 싶어 위 내시경을 받았는데 수술 후 생기는 염증까지 깨끗이 치유돼 있었습니다. 병원에서는 극히 드문 일이라며 무척 놀라워했습니다.

위 절단 수술을 받으면 후에 장 마비, 유착 증세가 올 가능성이 많다고 했는데, 약사님의 면역요법을 계속 실천하면서 숙변이 제거되는 등 장이 점차 좋아져 건강을 되찾아 가고 있습니다. 또 오래 전부터 무좀으로 뒤꿈치가 항상 가렵고 갈라져 신경이 많이 쓰였는데, 1주일에 한 번씩 오줌에 발을 담갔더니 말끔히 해소되었습니다. 더 이상 발이 가렵지 않을 뿐 아니라 발뒤꿈치가 놀랄 만큼 부드러워졌습니다.

최근에 즐거운 일이 또 있습니다.

오랫동안 당뇨병으로 고생을 하신 교회 집사님께 권해 드렸는데, 3달만에 300이던 혈당치가 110으로 떨어졌습니다. 또한 일어설 수 없을 정도로 심했던 좌골신경통이 호전되어 날아갈 듯이 몸이 가볍다는 것이었습니다. 그 분은 호전반응을 심하게 겪기도 했는데, 꾸준히 계속했더니 고질병인 비염까지 말끔히 해소되었다고 무척 즐거워했습니다.

지난 3월 25일 주일날 아내와 함께 집사님을 다시 만났는데, 약사님의 면역요법 덕에 살았다고 거듭 감사의 인사를 하셨습니다.

제 아내도 처음에는 선입견 때문에 망설였는데, 약사님의 면역요법을 실천한 후로 쉽게 피로하지 않고 매사에 활력이 생겼다며 매우 즐겁게 생활하고 있습니다.

저와 아내는 약사님의 책을 친지나 이웃에게 알리고, 그들이 건강을 회복해 가는 모습을 지켜보며 큰 보람을 느끼고 있습니다.

위암 · 당뇨병 · 심장병 · 비염 · 치질을 고침 받고
문성일(남, 60세)

저는 55년 세월을 건강 하나만을 자신하고 살아왔습니다. 그러던 어느 날부터 속이 편하지 않고 머리가 아프고, 그렇게 괴로운 시간을 보내게 되었습니다.

머리 염색만 해도 가려움 때문에 염색을 포기해야 할 정도로 몸이 허약하여 알레르기 체질로 괴로운 나날을 보내고 있었습니다. 이 병원, 저 약국에 가서 약을 수없이 많이 먹어 보았으나 한 때 임시조치일 뿐, 백약이 무효하였습니다. 그리고 변을 볼 때도 토끼 변과 같이 보고 또 뒤도 시원치 않을 뿐 아니라 출혈이 섞여 나오기도 했습니다. 그 동안 치질치료를 해 봐도 고치지 못하고 있던 중, 1997년 교통사고 이후 당뇨 때문에 수술도 못하게 되었습니다. 그리고 2002년 전국 교역자 연합 보험이 있어 기쁜 마음으로 보험계

약을 했습니다. 2004년 5월에는 또 급성심근경색증으로 엎친 데 덮친 격으로 수술을 받았습니다.

또 오래 전부터 가래 같은 것을 뱉어 내고 속이 좋지 않아서 의료보험공단에서 시행하는 건강검진을 받게 되었습니다. 2005년 5월에 상주 모 종합병원에서 위 내시경 검사를 받은 결과, 청천벽력 같은 위암 선고를 받게 되었습니다.

담당의사 선생님께서는 위암이 악성이라서 빠른 속도로 확장될 수 있기 때문에 즉각 큰 병원에 가서 수술을 받으라고 권고했습니다. 그러나 저에게는 지병인 당뇨로 인해서 이러지도 저러지도 못하는 어려운 상태에 있었습니다.

그 때, 약사님의 책을 통해 면역요법을 알게 되었습니다. 약을 쓰지 않고 자연치유력으로 고칠 수 있겠다는 확신이 섰습니다. 하루 세 번 씩 면역식을 복용하고 그 날부터 바로 요요법을 하기 시작했습니다. 6개월을 복용하면서 열심히 했었지만 눈에 띌 만한 큰 진전은 없었습니다.

또 다시 6개월 후 위 내시경 검사를 하였습니다. 담당의사 선생님은 수술이나 항암제를 하지 않았기 때문에 결과는 검사해 볼 것도 없이 위암이 악화되어 있을 것이라고 했습니다. 그런데 내시경 검사 결과, 암은 더 퍼지지 않았습니다.

저는 용기를 얻고 약사님의 면역요법과 통마늘을 구워서 먹는 일을 더욱 열심히 했었습니다. 그러던 어느 날부터 객혈하던 것도 멈추고 피곤이 사라지며 몸이 컨디션이 좋아지기 시작했습니다.

소화도 잘 되고 몸에서 힘이 났으며 얼굴도 좋아지기 시작했습니다. 암에 걸려서 병원에 가지 않고 수술도 하지 않고 약도 먹지 않은 채 면역식을 먹으며 20개월을 보내게 되었습니다. 그 결과, 지금은 300가까이 올라가던 혈당이 지금은 당뇨약을 먹지 않고도 140으로 잡히고 일을 아무리 해도 피곤치 않았습니다. 그동안 저를 그렇게도 괴롭히던 저혈당 현상도 사라졌습니다. 심심찮게 통증으로 나를 놀라게 하던 심근경색증, 비염, 치질도 없어졌습니다.

생명을 위협하던 위암이 깨끗이 고침 받았을 뿐 아니라 전에는 암으로 혈전이 얽혀 있었지만 지금은 피가 너무 맑아져 혈액 순환이 잘 되고 면역요법을 병행함으로써 눈도 밝아지고 피부도 얼마나 좋아졌는지 모른답니다.

요마사지를 통해서 피부 알러지도 깨끗이 고치고 비염도 고침 받게 되었습니다. 금상첨화 격으로 저는 나이를 먹어가면서 머리가 많이 벗겨졌는데 지금은 머리숱이 많아져서 굉장히 젊어지게 되었습니다.

과거에는 하룻밤에 오줌을 시간마다 보게 되어 요강을 머리맡에 대기시키기도 했었지만 이제는 밤에 한 번 정도로 소변을 보며 깊은 잠에 빠져 새벽을 너무 빨리 맞게 된답니다.

2. 당뇨

10년간 앓던 당뇨병 6달 복용에 뿌리가 빠져

이민우(남, 58세)

　저는 부산의 당뇨 클리닉이 있는 한 종합병원에 근무하는 사람입니다. 현재 58세로 제가 당뇨병을 얻은 때는 10여 년쯤 전인 여름이었습니다.

　당시 저는 나이 50에 들어서는 문턱에 서서 여러 가지 걱정이 많았습니다. 아직 끝나지 않은 세 아이의 교육 문제, 완전히 해결되지 않은 집 문제, 미래를 확신할 수 없는 나 자신의 장래 문제 등으로 인해 심한 스트레스를 받고 있었습니다. 이런 이중 삼중의 정신적인 스트레스는 인체에도 영향을 미쳐 당뇨병을 얻게 되었습니다.

어느 때부터인가 목이 심하게 마르고 수시로 많은 물을 먹게 되었습니다. 자연히 소변도 굉장히 자주 보게 되어 화장실에 들락거리는 횟수와 시간도 많아졌습니다. 그러는 사이에 몸은 점점 허약해져서 기운을 차릴 수가 없었습니다. 그리고 그보다 심각한 것은 매사에 의욕이 없어지고 어떤 것에도 흥미를 붙이지 못하는 증상이 나타난 것이었습니다. 이렇게 지내다가는 곧 아무것도 할 수 없게 될 것만 같았습니다.

제 건강에 이상이 생겼다는 것을 알게 된 가족들도 걱정으로 불안한 나날을 보냈습니다. 저 자신이 근무하는 곳이 이름만 대면 알 만한 큰 종합병원이었지만 선뜻 검사를 받아보고 싶은 마음은 생기지 않았습니다. 처음에는 별 병이 아니라고 생각했고, 나중에는 중병에 걸린 것은 아닌가 싶어 겁이 났기 때문이었습니다. 결국 나 자신을 위해서나 가족들을 위해서나 더 이상 방치할 수 없게 되었다는 판단이 들어서야 내과를 찾아가 검사를 받았습니다.

검사 결과는 당뇨병이었습니다. 그나마 인슐린 의존형 당뇨가 아니라는 것이 다행이었습니다. 저는 당뇨 클리닉 전문의사의 처방에 따라 '디아미크론'이란 알약과 '네타메진'이라는 캡슐약을 복용하면서 치료에 들어갔습니다. 그렇지만 겉으로 드러나는 증상만 좀 호전되었을 뿐 근본적인 병세에는 전혀 진전이 없었습니다.

생활이 넉넉하지 않다 보니 많은 치료비를 들이면서 제 병 치료에만 매달릴 수도 없었습니다. 그로 인해 저의 고민은 더욱 커졌고 자신도 모르는 사이에 병세는 점점 더 악화되어, 결국 제가 근무하는 병원에 입원을 하게 되었습니다. 당뇨 악화에 의한 합병증으로 폐결핵까지 생겨 여러 가지 치료를 병행하게 되었습니다. 매일 혈당검사를 하면서 식사량을 조절해 보기도 하고, 좋다는 식품들도 먹어 보았으나 별 효과가 없었습니다.

　그 해 9월엔 당뇨로 인한 초자체 출혈이 있었습니다. 그로 인해 오른쪽 눈이 전혀 보이지 않아 안과에 입원하여 초자체 출혈 제거 수술을 받았고, 얼마되지 않아 다시 왼쪽 눈까지 보이지 않게 되어 같은 수술을 받았습니다.

　몇 번에 걸친 수술과 병의 악화로 인해 경제적인 것도 문제지만 심적으로 너무나 힘들고 지친 상태가 되었습니다.

　세상사는 것 자체가 귀찮고 절망스럽기만 했던 저는 교회 성가대 봉사뿐 아니라 모든 활동을 포기하고 그냥 이대로 살다 죽자는 심정으로 지냈습니다. 그러던 중 미국에 이민 가 계시던 큰 형님께서 오랜 병환으로 고생하시다가 돌아가셨다는 소식을 들었습니다. 저는 '아하, 이제 다음 차례는 나로구나' 생각하고 죽음을 맞을 준비를 해야겠다는 생각으로 영정에 필요한 사진까지 준비해 놓기도 했습니다. 그러나 하나님은 아직은 저를 지상의 목자로 쓰실 생각이셨던 모양입니다.

　저는 면역식을 충실하게 복용했습니다. 아침, 저녁으로 면역식을 복용했고, 점심은 종전대로 식사를 했습니다. 이렇게 한 달 정도 복용하는 중에 몸이 점점 좋아진다는 것이 느껴졌습니다.

　혈당검사를 한 결과, 놀랍게도 그렇게 높았던 당뇨 수치가 정상으로, 어떤 때는 정상치 이하로 내려가기도 했습니다. 저는 혈당수치를 정상으로 올리기 위해 생고구마, 생밤, 과일 등을 간식으로 먹으면서 혈당을 조절하였습니다.

표정이 늘 어둡고 얼굴에 핏기가 없던 제가 면역식을 복용하면서부터는 혈색이 돌아오고 서서히 웃음을 찾게 되었습니다. 병원 사무실에서 제 얼굴을 보는 사람들마다 '얼굴이 훤해지셨습니다', '혈색이 좋습니다' 라는 말을 자주 했습니다. 그러자 더 자신감이 생기고 곧 병세를 회복해서 건강을 되찾게 되었습니다.

몸과 마음이 건강해지자 병이 난 후 오랫동안 쉬었던 교회 성가대에서도 다시 봉사하기 시작했습니다. 지금은 금상첨화격으로 정력까지 회복되어 참으로 행복합니다.

저는 모든 것이 면역식과 면역요법 덕분이라고 생각합니다. 그 고마운 마음은 어떻게 말로 표현할 수가 없습니다.

당뇨병은 결코 불치의 병이 아닙니다. 우리 몸의 여러 가지 증상들 중의 하나일 뿐입니다. 희망과 용기를 가지고, 약사님의 면역요법을 실천하게 되면 꼭 낫게 될 것입니다.

당뇨병도 고치고 간염항체도 생겨

나상수(남, 41세, 차량 사업)

회사에 지입 차량을 운영하는 사람입니다. 누구든 사업이라고 하면 술과 담배는 보통 사람보다 많이 하게 되지요. 저도 마찬가지로 그 동안 술과 담배를 많이 했습니다.

거기에다 피부 알레르기까지 겹쳐 늘 만성피로에 시달리고 혈색도 나빴습니다. 알레르기 체질로 늘 가려움에 시달려 저로서는 백방으로 약을 다 써 보았지만 별 효력이 없었습니다.

다른 약국에서 구입한 항히스타민제를 구해 복용하기 시작했습니다. 만병통치약처럼 몸에 와 닿았습니다. 그러나 저에게는 치명적인 병이 나타나고야 말았습니다. 저의 체중은 65kg에서 85kg으로 늘어났고 그 때문에 많이 먹게 되었습니다. 그랬더니 이번에는 췌장에 이상이 온 것이었습니다. 당뇨병 진단을 받았습니다.

여기에 술과 담배로 인해 알콜성 지방간에 혈중 콜레스테롤 치수 과다중으로 변했습니다. 몸은 만신창이가 되다시피 되었습니다. '아하, 나의 인생은 여기서 끝나나 보다' 체념하고 보니 오히려 담담했습니다.

병원에서의 일이었습니다. 담당의사의 말씀이 치료는 할 수 있어도 완치는 안 된다고 했습니다. 그 동안 병원생활을 하면서 이책 저책을 접하다 건강신문사 책을 본 순간 나의 눈은 집중이 되었습니다. '아하 여기다! 이번만큼은 확실히 치료를 해보자' 하고 마음 먹었습니다.

그 길로 약국에 가서 면역식을 가지고 와 복용을 한 후 나의 몸에 변화가 생기기 시작했습니다. 처음부터 비만인 저의 체중을 조절하게 되었습니다. 그랬더니 어지러움과 피부각질에 시달려야 했습니다. 2개월간의 고통이었습니다. 그 동안 체중은 70kg으로 감량됐고 피부는 각질이 벗겨져 나가기 시작했습니다. 3개월이 지나자 체중은 65kg으로 떨어졌고 피부의 각질도 없어졌습니다. 그렇게 저를 괴롭혀왔던 알레르기는 3개월 만에 사라졌습니다. 그러다 보니 당뇨도 많이 좋아지게 되었습니다. 병원에 가서 검사를 했더니 결과는 좋았습니다. 알콜성 지방간도 지방간으로 한등급 아래로 간염도 항체가 생겼다는 것이었습니다. 당뇨수치는 97이었습니다. 꾸준히 치료하면 되겠구나 생각했습니다.

6개월이 지나자 예전처럼 일을 하기 시작했습니다. 그렇게 피곤하게 느꼈던 몸이 일에 자신감이 넘쳤습니다. 오랫동안 지긋지긋한 알레르기도 별 반응이 없었습니다. 그러니 몸도 마음도 자연히 즐거움에 충만했습니다.

7개월이 지난 지금은 다른 사람이 나를 보고 지난 모습과 달라진 모습과 윤이 흐르는 저의 얼굴을 보고 놀라지 않는 사람이 없을 정도입니다.

당뇨병, 협심증, 부정맥, 전립선 비대증 모두를 고치고
김춘식(남, 75세, 초등학교 교장)

저는 현재 초등학교 교장으로 봉직하다가 정년이 되어 집에서 쉬고 있는 사람입니다.

오랜 기간동안 당뇨, 협심증, 전립선 비대증 환자로서 배뇨가 불편하고 통증이 심했으며 밤에도 몇 번이나 일어나고 불면증을 부채질하여 깊은 잠을 이루지 못하고 몸부림쳤습니다.

　부정맥으로 가슴을 압박하여 호흡이 곤란한 때도 한 두 번이 아니었고, 앉았다 일어나면 어지러워 한참동안 벽을 잡고 서 있어야 정신을 차렸을 정도로 몸이 쇠약했었습니다.

　당뇨병으로 인한 합병증으로 시력이 나빠져 독서도, TV 시청도 자제해야 했고, 악성 변비로 약이 아니면 배변이 불가능하여 약에 의존할 수 밖에 없는 극한 상황까지 이르게 되었습니다.

　이러고 보니 생활 전반에 활력을 찾을 수가 없고 오직 절망상태에서 약을 구해 여러 가지 투약을 해 보았으나 큰 효과를 보지 못했습니다. 제 사위를 통해 면역식을 먹게 되었습니다. 처음에는 하루에 3번씩 먹었습니다. 한달 한달 지나자 이상할 정도로 몸이 좋아지고 병이 없어지기 시작해서 인생을 새로 태어난 것 같은 기분이 들기도 했답니다.

　요료법도 겸했더니 급속도로 건강이 회복되어 혈당의 수치가 정상치에 가까워지고 부정맥도 없어져 맥박이 제대로 뛰고 가슴을 죄는 압박감도 없어졌습니다.

　지금은 오랜 기간 나를 괴롭혔던 당뇨병, 협심증, 부정맥, 전립선 비대증이 씻은 듯이 사라지고 활기차고 희망적인 생활을 하고 있습니다.

　이런 신기한 것을 나 같은 환자에게 권하고 소개하고 싶습니다.

당뇨병도 고치고 목회활동도 하고

이용훈(남, 65세)

저는 오래 전 부터 농촌교회에서 목회하는 목사입니다.

당뇨병으로 고생하다가 약사님의 면역요법과 면역식으로 건강을 완전하게 회복하게 되었습니다. 사실 농촌교회의 어려움은 이루 다 말할 수가 없습니다. 하나님의 은혜로 열심히 목회를 하다 보니 본의 아니게 무리하게 되어 언제부터인가 기력이 빠지고 피로가 겹쳐서 종합병원에 가서 검사를 해 보았더니 당뇨병이라는 것이었습니다.

불치병의 대명사라는 당뇨병을 만나고 보니 걱정이 되었습니다. 죽을 때까지 짊어지고 간다는 병이라는데, 어디 가서 병을 치료해 보아야겠다고 생각하고 기도하며 당뇨병을 잘 고치는 데를 수소문하게 되었습니다. 시력은 점점 더 나빠지는 것 같고 정력이 쇠잔해지고 매사에 의욕이 없어 날이 갈수록 더욱 걱정이 되었습니다.

하나님께서 저에게 전파할 말씀과 타고 다닐 육신을 주셨는데 특히나 목회자의 건강은 더 없이 중요하지 않을 수 없습니다. 동료 목사 한 분은 당뇨병이 악화되어 굉장한 고생을 하고 있었는데, 그러다 보니 목회에 지장이 있어 많은 어려움을 당하고 있는 것을 알게 되었습니다. 목회자의 건강은 성도들의 사표가 될 뿐 아니라 당장 몸이 건강하지 못 하고는 목회를 제대로 할 수 없기 때문에 당뇨병이라는 것이 여간 불편한 것이 아니었습니다.

면역요법이 신기한 것은 계속해서 먹으면 먹을수록 피로가 없어지고 눈이 밝아지고 매사에 의욕이 생길 뿐 아니라 얼굴이 좋아지고 스테미너까지 젊은 사람 못지 않게 되다 보니 면역요법이야 말로 하나님께서 특별히 먹는 자에게 주신 만나가 아닌가 생각이 되어 감사하기 짝이 없습니다. 지금은 당뇨병도 깨끗이 나았을 뿐 아니라 완전한 건강을 되찾아 활기찬 모습으로 목회를 할 수 있게 되었습니다.

당뇨, 고혈압, 비만까지 완치, 눈도 좋아지고 정력도 회복돼
윤태영(남, 55세, 자영업)

저는 13년 동안 고혈압약을 장복하고 있었습니다. 특히, 비만을 고치려고 별의별 한약도 많이 복용했고 침도 맞았지만 별 효과가 없었습니다. 또 심장이 별로 좋지 않아서 좋아하는 등산도 제대로 할 수가 없었습니다.

면역식을 한 달분 가지고 와서도 처음에는 선뜻 용기가 나지 않아서 늦은 여름 휴가를 집사람과 1박2일 보내고, 9월 18일부터 본격적으로 아침에 면역식을 먹고, 또 감자 삶은 것 1개 먹고, 점심은 밥을 조금 먹고, 저녁은 역시 면역식과 감자를 먹고 하루 생수 한 되를 별탈없이 먹었는데 7일~8일쯤 경과하니 피곤하고 힘이 없고 어지럼증, 졸음이 쏟아지고 또 나른하고 잠이 자꾸 와서 오히려 활동하기가 힘이 들었습니다.

 그런데 한달이 지나니 그 같은 모든 증상이 깨끗이 사라지고 정상인과 똑같이 생활할 수가 있었습니다.

 두달을 경과하니 체중이 1kg 빠지기 시작했습니다. 마침 서울에 살고 계시던 작은 아버지상을 당해서도 역시 면역식과 물을 먹고 5일간 있으니까 2kg 빠졌는데 생각보다는 체중이 잘 빠지지 않았습니다. 크게 불편한 것이 없는 가운데 한 달이 지났습니다.

 그런데 그때부터 이번에는 몸이 가려워서 미칠 지경이었습니다. 온 몸에 땀띠 같은 것이 생기고 온 몸이 홍조를 띄고 해서 목욕탕에 가면 피부병이라고 사람들이 외면을 할 정도였습니다. 이러는 사이 허리, 팔, 다리, 온 몸이 몸살 같이 쑤시고 아파서 미칠 지경이었습니다.

 이러는 중에 혈압도 내려가고 당뇨 수치가 점점 낮아지고 몸무게도 6개월 동안 12kg나 빠져 82kg 나가던 체중이 69kg까지 내려갔습니다. 게다가 허리도 40인치이던 것이 지금은 35인치나 되고 앞으로 체중도 67kg까지 낮추려고 노력할 생각입니다.

 지금은 날씬한 몸매이며 또 거친 피부가 이제는 고운 피부, 매끄러운 피부로 변하고 체질도 이제는 알카리 체질로 바뀌었습니다.

 저는 뱃살을 빼려고 그 동안 온갖 노력을 다했지만 실패를 했었는데 약사님의 면역요법을 철저히 지킨 결과, 제 주위에서는 달라진 몸매를 보고 많은 사람들이 놀라고 있습니다.

 이제 저는 9개월정도 면역식을 먹는 동안 체질이 개선되고 이제는 20대 피부가 다 됐다고 농담을 할 정도이기도 합니다.

이것뿐이 아닙니다.

그 동안 눈도 멀리 보는 것을 잘 못보고 아주 작은 글씨도 못 봤는데, 야간 운전 중에는 안경을 끼지만 이제는 안경을 안 껴도 되고 잔 글씨도 볼 수 있으니 얼마나 좋습니까.

정말 신기한 것은 예전에는 힘이 좀 없었는데 이제는 새롭게 힘이 살아나는 것을 느낄 수가 있다는 것입니다.

지금은 한 10년은 더 젊어졌다는 자부심을 가지고 있습니다.

저와 같이 비만, 고혈압으로 고생하시는 모든 분들께 약사님의 면역요법을 권하고 싶습니다.

당뇨병, 7개월 만에 완치
송선영(남, 68세, 여중교사)

저는 여중에서 교편을 잡고 있던 중 당뇨병과 고혈압 때문에 학교를 퇴직해야 했습니다. 특히 당뇨병은 병원에서 치료받을 때 혈당수치가 심하면 400 가까이 오를 만큼 심각했습니다. 눈이 침침하고 어지러울 뿐 아니라 다리까지 저려 도저히 학생들을 가르칠 수 없었습니다. 병원과 보건소를 다니며 치료를 받았지만 별다른 차도가 없던 중 아는 사람으로부터 약사님의 면역요법을 소개 받았습니다.

그리고 하루 3번씩 면역식을 먹기 시작했습니다.

면역식을 먹는 것 외에는 아무런 치료도 하지 않았는데 몸에 점점 활력이 생기고 혈색도 좋아지기 시작했습니다. 건강에 자신이 생기자 정말 내 건강이 좋아졌는지 확인하고 싶은 생각이 들었습니다. 아마 면역식을 먹기 시작한지 7개월쯤 지나서 였을 것입니다. 그래서 보건소에 가서 검진을 받았습니다. 그랬더니 놀랍게도 혈당수치가 98~102 사이를 오가는 정상이라는 것이 아니겠습니까?

현대의학에서는 불치병이라던 당뇨병을 고작 7개월 만에, 그것도 간단하게 먹으면 되는 면역식으로 고친 것입니다. 병이 낫고 나니 정말 날아갈 것처럼 기쁘고 새로 생명을 얻은 것 같았습니다.

시력까지 앗아갈 뻔한 당뇨병, 10개월 만에 완치

최수지(여, 73세, 전직 전도사)

오랫동안 심한 당뇨병으로 고생해 왔습니다. 한번은 혈당이 653까지 올라서 병원에 입원했었는데 성경책을 펼쳤더니 글자가 뿌옇기만 할 뿐 한자도 읽을 수가 없었습니다. 병원에서는 당뇨 합병증으로 망막에 이상이 생겼다고 하더군요. 이젠 성경책조차 읽지 못하는 신세가 되는구나 생각하니 기가 막혔습니다.

제 주변에도 당뇨병으로 소경이 된 사람이 있어서 그 고통이 어떤지 아주 잘 알고 있었기 때문입니다. 그러다가 문득 예전에 서울한 교회에서 전도사로 일할 때 부흥사 목사님이 당뇨병으로 수십 년간 고생하시다가 돌아가셨던 기억이 떠올랐습니다.

그 사모님이 전도사였는데 병으로 인한 고통이라도 나눌까 싶어 전화를 드렸습니다. 그랬더니 전도사님이 반갑게 전화를 받으며 그렇지 않아도 예감이 이상해 저한테 전화를 계속 하고 있으나 연결이 되지 않더라고 했습니다. 그러면서 제게 당뇨병을 깨끗하게 고칠 수 있으니 약사님의 책을 읽고 찾아가서 상의하라고 알려 주셨습니다.

당뇨병에 걸리면 죽는 길 밖에 치료법이 없다고 생각했는데 깨끗이 고칠 수 있다니 믿어지지 않았습니다.

그래도 지푸라기라도 잡는 심정으로 실천하기로 했습니다. 그리고 면역식이라는 것을 먹기 시작했는데 첫날부터 효험이 나타나기 시작했습니다. 한 봉지를 먹고 집으로 돌아가는데 평소 그렇게 힘들어하던 지하도를 가뿐히 건널 수 있었습니다. 몸의 균형도 딱 잡히고 힘도 솟는 기분이 들더군요.

저는 당뇨병 진단을 받기 훨씬 전부터 이미 몸에 기운이 없고 어지럼증도 심했는데 지방간에 고지혈까지 있다는 얘기를 들었습니다. 저는 평소 하루라도 고기를 안 먹으면 안 되는 체질이어서 하루에 고기 500g은 먹어야 기운을 차릴 수 있었습니다. 어쩌다가 고기를 거르면 입에서 침이 질질 흐르고 속이 메스꺼워 견딜 수 없었지요. 그런데 면역식을 먹고부터는 고기를 먹고 싶다는 생각이 사라졌습니다.

면역식을 먹고 한 달쯤 후부터는 고기를 완전히 끊었는데 그래도 몸에 아무런 이상이 나타나지 않았습니다. 그리고 10개월 만에 병원에서 검사를 받았는데 수십 년간 저를 괴롭히던 당뇨병은 물론 지방간과 고지혈증까지 말끔히 나아 있었습니다.

그때부터 저는 면역요법 전도사가 되었습니다. 저도 병을 고친 후부터 전도하는 마음으로 주변의 당뇨병 환자들에게 약사님의 책과 면역요법을 소개하고 있습니다.

면역식으로 당뇨병과 간질환 모두 완치
정태수(남, 51세, 회사원)

저는 교통사고로 대학병원에 4개월 간 입원한 일이 있었습니다. 그런데 퇴원 후 몸이 이상할 정도로 피곤하고 기운이 없었습니다. 처음에는 교통사고 후유증이려니 여기고 대수롭지 않게 생각했는데 물을 아무리 많이 마셔도 갈증이 가시지 않고 만사가 귀찮고 짜증스러워지니까 뭔가 다른 병이 있는 것은 아닌지 의심스러웠습니다.

그런데 다음 해 7월, 2년에 한번씩 받는 의료보험 정기종합검진 결과 혈당수치가 280이나 되는 당뇨환자로 판정됐습니다. 또 간기능 검사결과 G.O.T수치가 150으로 간기능도 많이 떨어진 사실도 확인했습니다.

교통사고로 입원했을 때 의사 선생님이 일시적으로 혈당이 높으니 혈당수치가 떨어지면 수술을 하자고 하셨는데 교통사고 이전에는 당뇨병이 없었으므로 그저 일시적인 것으로 여겼습니다. 그런데 당뇨병환자로 판정된 것입니다.

이후 저는 한의원에서 한약으로 조제한 당뇨약과 병원에서 지어준 혈당강하제를 복용하기 시작했습니다. 그런데 약을 복용하면 식전 혈당수치가 110~130으로 정상수치를 유지하다가 약을 먹지 않고 20여 일이 흐른 후 혈당을 재어보면 다시 200 내외로 높아지곤 했습니다.

결국 혈당강하제나 한의원의 당뇨약 모두 치료효과가 없는 것이었습니다. 저처럼 당뇨병 환자인 친구에게 물었더니 친구가 당뇨병은 평생 당뇨약을 먹으며 혈당수치를 적정한 수준으로 관리하며 사는 병이라고 했습니다. 그리고 현대의학으로는 절대로 완치할 수 없다고 설명해 주더군요.

저는 당뇨병도 약만 먹으면 고칠 수 있다고 믿었기 때문에 친구의 설명에 크게 낙심하고 아예 체념상태에 빠졌습니다. 그런데 어느날, 우연히 약사님의 책을 통해 면역요법을 알게 되었습니다. 잘못된 식생활을 고치면 당뇨와 간질환 등은 물론 몸에 있는 모든 병을 근본적으로 치유할 수 있다고 했습니다. 그리고 병원약과 달리 계속 복용하거나 많이 복용해도 부작용이 없다고 했습니다.

평소 당뇨약을 복용하며 독한 약 때문에 몸이 더 망가지는 것은 아닌지 염려스러웠기 때문에 부작용이 없다는 말에 저는 안심하고 면역식을 복용하기 시작했습니다. 매끼 식사 전에 면역식을 먹으면서 식사량을 줄이는 방법이었습니다.

면역식을 복용한 후 가장 먼저 나타난 효과가 머리의 비듬이 없어지고 5~6개나 되던 겨드랑이의 검은 반점이 사라진 것이었습니다. 그리고 몇 달 후 병원에서 더 이상 당뇨병 환자도 아니며 간도 정상이라는 판정을 받았습니다.

정말 꿈만 같고 믿어지지 않았습니다. 그렇지만 건강을 되찾은 제 몸이 면역식의 효능을 증명하고 있습니다.

저처럼 당뇨병으로 고생하고 있는 모든 분들에게 당뇨병은 결코 불치병이 아니라는 사실을 알리고 싶습니다.

당뇨병에 합병증까지 100% 완치

이수미(여, 64세, 교회 집사)

저는 지난 13년 간 당뇨병을 앓으며 몸에 좋다는 약은 다 먹어 보았지만 별다른 차도가 보이지 않았습니다. 항상 갈증이 나고 조금만 활동을 해도 피로가 몰려 왔으며 음식을 먹어도 이내 배가 고파 자주 과식을 하게 되었습니다. 설상가상으로 합병증인 관절염까지 겹쳤고, 눈에는 망막증이 생겨 한 쪽 눈이 거의 실명의 위기에 놓여 있었습니다.

취미로 등산을 즐기는 편이어서 가끔 산에 오르곤 했는데, 그때마다 다리의 마디 마디가 쑤시고 살갗이 아파 밤에 자다가도 깰 정도였습니다. 그러던 어느날 우연히 약사님의 책을 통해 면역요법을 알게 되었습니다.

 지금 저는 매우 건강한 상태입니다. 한 쪽 눈이 실명 위기에 놓일 만큼 두 눈 모두 안 좋은 상태였지만 차츰 좋아지기 시작해 나머지 한 쪽 눈은 완전히 회복되었습니다.

 혈당 또한 정상으로 돌아왔고, 피곤을 전혀 느끼지 않으며 등산도 마음껏 즐기고 있습니다. 뿐만 아니라 피부에 윤기가 흐르고 부드러워져 나이보다 훨씬 젊어 보인다는 얘기를 많이 듣습니다.

3. 고혈압

중풍, 고혈압 90일만에 정상으로

박상천(남, 68세)

저는 지난 9월 25일 중풍, 즉 고혈압으로 정신을 잃고 쓰러졌습니다.

눈을 떠보니 종합병원 응급실이었는데 눈이 초점 없이 흐트러져 앞이 잘 보이지 않았습니다.

입은 찌그러지고 말을 하려고 해도 안 나오고 이미 혀가 굳어져 있었습니다. 일어나 소변을 보기 위해 화장실에 가려고 하니 발이 마음대로 움직이지 않고 비틀비틀하여 바로 걸을 수도 없었습니다. 중환자가 되고 만 것입니다.

혈압은 230:160, 완전 고혈압 환자가 되고 말았습니다.

병원측에서는 CT촬영, MRI촬영, 혈류검사, 초음파 검사를 연이어 했습니다.

고혈압은 오래 가는 병이라고 해서 우선 집에서 다니기로 하고 퇴원을 했습니다. 퇴원수속을 마친 후 집으로 오는 길에 교회의 집사님이 면역요법을 소개하면서 대웅프라자약국을 알려주면서 면역식을 먹으라고 권해 주셨습니다. 혈압은 하루가 다르게 내려가서 20일째 되는 날 혈압이 210 : 75, 30일째는 115 : 72로 정상이 되었습니다. 또 굳었던 혀가 풀리기 시작, 지금은 찬송도 우렁차게 부르게 되었습니다.

눈의 초점도 마치 언제 그랬냐는 듯이 정상으로 돌아왔습니다. 지금은 조깅코스가 3km나 되며 100개의 계단을 단숨에 오르내리는 등 아주 건강한 몸이 되었습니다.

이 놀라운 기적과 같은 사실을 만천하에 알려서 수많은 생활습관병으로 고생하는 분들에게 기쁨을 주고 싶습니다.

극심한 기관지 천식, 고혈압, 성생활까지 좋아져
허태민(남, 67세)

목포에서 배로 2시간 정도 들어오면 작은 섬이 있습니다. 저는 그 곳 주민 20여 명과 함께 낮에는 농사를 지으며 살고 있는

데, 아직 문명의 혜택이 완전하지 않아 밤 11시면 모든 전기가 끊길 뿐 아니라 의료시설도 턱없이 부족한 상태입니다.

그래서 약사님의 면역요법과의 만남은 제게 더 큰 의미가 되고 있습니다.

면역요법은 결과적으로 쉽게 병을 치유할 수 있게 되었으며, 무엇보다 효과가 빠르고 우수해 많은 사람들에게 새 생명을 얻은 듯한 기쁨을 주고 있습니다.

저는 오래 전부터 기관지 천식을 앓아온 사람입니다. 전국의 용하다는 병원, 한의원을 다 찾아다녔는데, 가는 곳마다 치료가 어렵겠다는 진단을 내릴 뿐이었습니다. 그 와중에도 천식에 좋다면 무엇이든 다 먹어 보았지만 별다른 효과를 보지 못했습니다. 그러던 중 약사님의 면역요법을 알게 되었습니다. 그 당시는 면역식과 오줌을 마셔서 질병을 치유한다는 것이 믿어지지 않았습니다.

그러나 아내와 저는 바로 실천에 들어갔습니다. 저는 작년 6월 25일부터 하루에 4컵~6컵 정도, 아내(이정자, 61세)는 7월 2일부터 2컵~3컵씩 꾸준히 오줌을 마시기 시작했습니다.

아내는 지난 27여년 동안 고혈압을 앓으며 항상 혈압약을 달고 살았습니다.

평상시에도 혈압이 240을 넘었는데, 면역요법을 실천한 지 3~4개월 만에 혈압이 정상으로 돌아와 더 이상 혈압 약을 먹지 않아도 될 만큼 건강해졌습니다.

그리고 20여년 전, 자궁의 혹을 제거하기 위해 서울의 모병원에서 수술을 받은 적이 있었습니다. 그 이후로 어떤 이유에서인지 성욕이 급격히 줄어들고 즐거움을 느끼지 못해 15년 이상 만족스러운 성생활을 하지 못했습니다. 그런데 약사님의 면역요법을 한 이후로 나이에 맞지 않을 만큼 성욕이 왕성해지고 절정에도 쉽게 오르는 등 모든 면에서 활력이 넘쳤습니다. 또한 무릎 관절이 약해서 밭에서 일을 하기가 어려웠는데, 면역식을 먹고 오줌을 마시고 오줌습포를 해준 후로는 빠른 속도로 호전되었습니다.

예전에는 자주 피곤해하고 이런 저런 잔병치레도 많았는데, 그건 증상까지 말끔히 해소된 것입니다.

저의 경우도 마찬가지입니다. 예전에는 숨이 차서 흡입기를 항상 가지고 다녀야 했고, 좋아하는 등산도 엄두를 내지 못했는데 약사님의 면역요법을 시작한 후로는 뛰어다녀도 될 만큼 증상이 호전되었습니다.

정확히 지난해 12월 5일부터 천식약을 끊었습니다. 그 이후 극심한 추위로 목감기에 걸려 약간의 호전반응도 경험했지만, 이내 건강을 되찾았습니다. 여러 의사들의 소견처럼 치료가 불가능하다고 생각했던 저로서는 참으로 기적적인 일을 경험한 것입니다.

또 하나, 저는 오줌을 마시는데 그치지 않고 오줌으로 눈을 씻고, 이를 닦고, 세수를 했습니다. 그 후 제 나이에 걸맞지 않을 만큼 눈이 맑아지고, 치아가 튼튼해지고, 피부도 몰라보게 부드러워졌습니다. 제 아내도 마찬가지 효과를 보았습니다.

지금 저희 부부는 이렇게 훌륭한 영약을 지금에라도 만나게 된 것을 모두 하나님의 은총으로 생각하고 항상 감사하면서 살고 있습니다. 아울러 이러한 은총을 알리기 위해 목사님들, 신도들, 그리고 이웃 주민들에게 약사님의 책을 선물하면서 그 탁월한 효과를 알리는 데 힘쓰고 있습니다.

4. 간질환

3개월을 넘기지 못한다던
B형 간염, 간경화, 기미, 당뇨병 완치

정수희(여, 56세, 가정주부)

저는 몇 년 전에 모 조합 병원에서 제왕절개 수술을 하면서 피가 모자라 수혈을 받은 일이 있습니다. 그로 인해 B형 간염, 간경화, 기미, 당뇨병과 합병증으로 황달이 오고 그것이 더 진행되어 이른 바 흑달이 되어 얼굴은 기미가 끼고 초췌하기 짝이 없었으며 뼈만 앙상히 남은 처참한 몰골이 되어 크고 작은 병원을 몇 번인가 드나들면서 치료를 받아 보았지만 가는 곳마다 3개월을 더 살지 못한다고 했습니다.

그렇게 하다 보니 제 몸은 만신창이가 되었으며 몸은 늘 피곤하여 병원에서 주는 약을 먹고 있었으나, 그 동안 몇 차례 걸쳐서 쓰러지기도 했으며, 온 몸이 부어올라 손가락으로 다리를 눌러보면 심할 때는 손가락 자국이 들어가 나오지 않을 지경이 되기도 했습니다.

부기 빠지는 약을 먹고 밤새도록 화장실을 들락거리다가 화장실에서 넘어지기도 했습니다. 그런 생활이 몇 년 되다 보니 걷지를 못했으며 흰 눈동자는 밤색으로 변하고 밤이면 오른쪽 가슴 밑의 통증으로 잠을 잘 수 없었습니다. 손으로 만져보면 딱딱하게 굳어진 간이 손에 잡혀 제 자신이 알아보게 될 정도였습니다.

우연한기회에 면역식을 먹게 된 것이 오늘의 건강과 불 난치병의 완치를 얻게 되었습니다.

정말 놀라운 일이었습니다. 한달 한달 면역식을 먹을 때마다 병이 호전되고 몸에서 기운이 나는 것이 정말 신기했습니다.

흑달, 황달이 빠지고 빠졌던 머리가 나며 피부가 좋아질 뿐 아니라, 60을 바라보는 나이인데도 정말 바지를 입고 나가면 처녀같이 젊어졌다고 칭찬하는 소리를 들을 때는 날아갈 듯 기분이 좋답니다.

TV에 아픈 사람들의 고통스런 모습을 볼 때마다 불과 1년 전 고통 속에서 헤매고 있던 저의 처참한 모습을 생각하면서, 약사님의 면역요법을 실천하면 나을 텐데….' 하면서 안타까운 마음을 금치 못했습니다.

면역식을 먹고 적당한 운동과 편안한 마음으로 무리하지 말며, 성경대로 살면 모든 불 난치병이 나을 뿐 아니라 남은 생애는 틀림없이 무병장수 할 수 있다는 것을 깨달았습니다.

이 시간도 질병으로 고통받는 형제 자매 여러분들에게 말씀드립니다. 귀한 생명과 건강을 헛되이 버리지 마시고 약사님의 면역요법으로 영육간에 강건한 복을 누리시길 기원 드립니다.

5. 비만

비만과 지독한 변비에서 해방

문희정(여, 41세, 가정주부)

저는 신장 157cm의 자그마한 체격을 가진 여성입니다. 그런데 둘째 아이를 낳고 몸무게가 57kg에서 좀처럼 빠지지 않아 옷을 입을 때마다 허리가 굵어 고민이었습니다. 그러던 중 어느 날 남편이 면역식을 소개해 처음 접하게 됐습니다.

일단 아침 식사 대용식으로 먹어보자고 결심하고 실행에 옮겼는데 비위에 맞지 않아 소화를 시키지 못해 한동안은 몹시 고생스러웠습니다. 그때마다 남편은 제 결심이 흔들리는 것을 염려해 꾸준히 먹어 보라고 격려를 아끼지 않으며 제게 용기를 주었습니다.

남편의 따뜻한 응원에 힘입어 하는 수 없이 한 5일 정도를 먹은 후 5일을 쉬고, 또 다시 시작해 5일을 먹으면 3일을 쉬고, 하는 식으로 포기하지 않을 정도의 시도를 하며 지냈습니다.

남편은 그런 제가 안쓰러웠던지 체질만 개선하면 곧 속이 편안해질 것이라고 다독여 주었습니다.

어느덧 3개월이 지났는데 체중이 정확히 4kg이나 감량 돼 있었습니다. 그 후 2개월이 지나고 거기서 3kg이 더 줄었습니다.

몇 달 새에 7kg이 빠지고 나니 몸이 새털처럼 가볍고, 기분도 좋아져 하루 하루가 즐거움의 연속이었습니다.

요즘 주위에서는 예전과 달라진 제 모습을 보고 많은 사람들이 놀라고 있습니다. 그리고는 이렇게 물어옵니다.

"어디 아픈 거 아니에요?"

그러면 저는 당당하게 대답하곤 합니다.

"아니오. 면역식을 먹고 일부러 살을 뺀 거예요."

사람들은 생기 넘치는 제 얼굴에서 전에는 볼 수 없었던 자신감까지 느껴진다고 합니다. 면역식의 효능은 그 뿐 만이 아니었습니다. 만병의 근원이라 불리우는 변비까지 몰아내 몸이 한층 가뿐해졌습니다. 일주일에 한번 화장실에 갈 정도로 지독한 변비에 시달렸던 저는 요즘 숙변까지 사라지고 아랫배가 쏙 들어가 기쁨이 두 배로 늘었습니다. 음식도 마음껏 먹지 못하며 늘 의기소침해 있던 제 모습은 이제 온데 간데 없이 사라지고 지금은 자신감 넘치는 당당하고 건강하고 행복한 삶을 살고 있습니다.

다이어트, 기적 같은 성공, 3개월 만에 14kg 빠졌다
이선미(여, 46세)

저는 47세 된 가정주부로, 그 동안 늘 고민거리였던 비만을 치료했습니다. 저는 몸무게 최고 81kg까지도 간 적이 있는 전형적인 비만 체질입니다. 게다가 한참 살이 찔 때는 온몸에 안 아픈 곳이 없었습니다.

체중이 워낙 많이 나가다 보니 계단을 서너 개만 올라가도 숨이 턱에까지 차오르고, 가까운 시장에만 다녀와도 다리와 무릎이 아파서 저녁에는 다리를 주물러 줘야 잠을 잘 수 있었습니다. 체중 때문에 다리에 무리가 간 것입니다. 그러다 보니 서 있는 것도 걸어 다니는 것도 점점 더 힘들게 되었습니다.

그뿐 아니라 위궤양과 십이지장궤양까지 겹쳐 음식을 먹을 때마다 고통스러웠습니다. 궤양 때문에 먹는 것은 너무나 힘이 드는데도 살은 자꾸 찌니 정말 어떤 행동을 취해야 할지 알 수가 없었습니다.

이 모든 것이 비만 체질에서 오는 것 같아 타고난 체질이 원망스럽기만 했습니다. 그런데 다행스럽게도 이웃에서 약사님의 책 한권을 주면서 면역요법 이야기를 해 주었습니다.

저는 과연 면역요법과 면역식으로 살이 빠지고 속병까지 다 나을 수 있을까 하는 의문이 들기도 했지만 저는 일단 열심히 면역식을 먹었습니다.

처음에는 하루에 세 번씩 먹되 저녁엔 밥을 먹지 않고 한 달 동안 복용을 했습니다. 그랬더니 한 달 만에 몸무게가 서서히 빠지기 시작하면서 만성피로감이 없어졌습니다.

복용한 지 3개월이 지나자 몸무게가 14kg이 빠졌고, 현재는 67kg을 계속 유지하고 있습니다. 신기한 것은 한번 살이 빠지니, 밥을 양껏 먹을 수 있으니 얼마나 좋은지 모릅니다.

저는 다이어트에 성공했을 뿐만 아니라 몸도 아주 건강해졌습니다. 살을 억지로 빼지도 않았고 무리하게 다이어트를 하지도 않았기 때문에 건강한 상태를 빨리 회복하고 유지할 수 있는 것 같습니다.

주위에서는 달라진 제 몸매를 보고 많은 사람들이 놀라고 있습니다. 이제는 웬만큼 걷는다고 다리가 아프거나 저리지 않습니다.

위장 질환도 없어져서 음식도 마음놓고 먹을 수 있습니다. 남들이 보기에는 그저 일상적인 일 같지만 비만과 궤양 때문에 고생을 한 저로서는 다른 사람이 상상하는 것 이상으로 즐겁고 기쁩니다.

6. 기타

기억력과 집중력 높아져 학교 성적 월등히 향상

허민지(여, 17세, 여고 1학년)

저는 여고 1학년에 재학중인 여고생입니다.

어려서부터 내성적인 성격으로 남 앞에 나서는 것을 아주 싫어했습니다. 그리고 공부에도 별로 취미를 붙이지 못했습니다. 무엇보다도 집중력이 떨어져서 오랫동안 책을 들여다보고 있어도 머릿속에 들어오는 것이 많지 않았습니다. 대부분의 시간을 딴 생각을 하기 때문이었습니다. 그래서 책상에 앉아 있는 시간은 많은데도 성적에는 별로 효과가 나타나지 않았습니다.

고등학교에 올라와서는 반에서 중간 정도 성적을 유지하는 데 그

쳤습니다. 앞으로 대학을 갈 생각을 하니 저도 걱정이 많이 되었고, 아버지도 걱정을 많이 하셨습니다. 꼭 원하는 대학에 가고 싶지만 그러려면 성적을 많이 올려야 했습니다.

그렇다고 집중력이 갑자기 향상되는 것도 아니라 한꺼번에 성적이 좋아지게 할 수도 없었습니다. 그래서 공부를 하면서도 늘 불안하기만 했었는데 나중에는 식구들이 알 정도로 정서 불안 증세가 나타났습니다. 그러던 어느 날, 저 때문에 걱정을 많이 하시던 아버지께서 약사님의 면역요법과 면역식을 소개해주셨습니다. 약사님의 면역요법을 실천하고 면역식을 먹으면 심신이 건강해지고 집중력이 생긴다는 것이었습니다.

면역식은 약이라는 느낌이 전혀 없어서 먹기가 좋았습니다. 처음에는 하루에 한 두 번 정도를 먹었는데, 얼마 동안 먹고 나니 몸과 마음이 달라지기 시작하는 것이 느껴졌습니다.

전에는 공부를 할 때마다 불안해서 그런지 기운이 하나도 없었는데 점점 몸에 기운이 솟으면서 마음이 편안해졌습니다. 그리고 책을 볼 때마다 집중이 안되고 마음이 편안해졌습니다. 그리고 책을 볼 때마다 집중이 안되고 마음이 흐트러지는 현상이 없어지면서 정서적으로 안정이 되었습니다. 그래서 하루에 한두 번씩 먹던 면역식을 밥을 먹듯이 하루 세 번씩 규칙적으로 먹었습니다.

저녁에 집에서 공부를 할 때에 책을 펴면 정신이 다시 맑아지고 기억력이 현저하게 좋아지는 것 같았습니다. 건강이 좋아지고 마음이 현저하게 좋아지는 것 같았습니다. 자연히 성적도 조금씩 올라

갔습니다.

전에는 아침에 눈이 잘 안 떠지고 일찍 일어나기가 힘들었는데 면역식을 먹고부터는 아침 일찍 일어나는 데에 문제가 없었습니다. 아침에 일찍 일어나니 기분도 상쾌하고 공부하는 시간도 길어졌습니다. 시험을 칠 때마다 성적이 올라가자 정말 신이 났습니다. 올라가는 것도 한 달 만에 평균 18등에서 9등으로 쑥 올라 신기하기도 했습니다. 결과가 좋게 나타나자 공부에 대한 의욕이 치솟고 가속이 붙었습니다.

처음 아버지의 권유를 받았을 때만 해도 이렇게 되리라고는 믿지 않았습니다. 그렇지만 이렇게 성적이 월등히 많이 오르고 보니 면역요법과 면역식이 아무래도 성적을 올리는 공부 잘 하는 비법이라는 생각이 듭니다.

면역식은 내가 먹고 임신은 아내가 하고
박민혁(남, 33세, 유학생)

저는 일본 향천 대학에서 조교로 근무하는 결혼을 한 유학생입니다. 결혼을 하고 일본으로 유학을 온 저희 부부는 딸아이 하나를 둔 이후로 6년이 지나도록 아이가 없었습니다.

한국에 계시는 저희 부모님들께서는 큰 걱정을 하셨습니다. 다른 식구들과 여러 가지 의논 끝에 어머니께서 면역식을 일본으로 보내

왔습니다. 저는 처음에는 보약 정도로만 알고 어머님이 보내 주신 면역식을 먹어 보았습니다. 복용 방법도 번거롭지 않아서 하루에 3번씩 먹었는데 맛도 좋고 먹기도 좋았습니다.

  한 달 가량 먹고 나니 밤 늦게까지 공부를 해도 피로한 것이 없어지고, 기분이 좋고 기억력이 좋아지는 것 같았습니다. 그래서 저는 전보다도 더 늦게까지 공부를 하기도 했습니다.

  저는 사실 이 대학에서 학위를 받고 조교로 있으면서 교수직을 목표로 하고 있기 때문에, 남들보다도 더욱 열심히 공부하지 않으면 안되었습니다. 그러다 보니 몸도 피곤하고, 시간도 없고 해서 아내 곁에 갈 일이 없었습니다. 그런데 면역식을 두 달째 먹고부터는 공부를 하고도 몸이 힘이 남아 도는 것 같은 느낌을 가졌습니다.

  그러던 어느 날 아내로부터 입덧을 하는 것 같다는 말을 듣고 인근 병원에 가서 진찰을 받아보았습니다. 뜻밖에도 의사 선생님은 '임신'이라고 했습니다. 저는 제가 먹고 있는 면역식이 단순한 보약인 줄만 알고 있었기 때문에 아내가 임신을 하게 되리라고는 생각지도 못했었습니다.

  한국에 계시는 양가 부모님들에게 임신 소식을 전했더니 어머니께서 크게 기뻐하셨습니다. 그리고 사실은 오래도록 아이가 없는 것이 걱정이 되어 면역식을 보냈다는 말씀을 하셨습니다. 그리고 이제는 아내도 같이 먹으면 좋다고 해서 같이 먹고 있습니다.

  저희 부부가 아이를 낳지 못했던 구체적 이유가 무엇인지 모르겠으나 어쨌든 이 면역식을 먹고 임신을 했으니 신기하지 않을 수 없없습니다.

저희들이 둘째 아이를 가질 수 있게끔 면역식을 보내 주신 부모님께 고마운 정을 보내 드립니다.

위궤양, 식도염, 대장염, 변비 4개월 만에 호전
조민수(여, 51세 가정주부)

언제부터인가 주위 사람들에게 아기 피부 같다는 소리를 듣곤 합니다. 50이 넘은 나이지만 피부가 좋다는 말을 들으면 항상 기분이 좋습니다.

이웃 분의 권유로 약사님의 면역요법을 알게 되었습니다. 그후 면역식과 면역요법을 작년 1월부터 하게 되었는데, 그때부터 피부에 윤기가 흐른다는 것을 느꼈습니다. 뿐만 아니라 시간을 거꾸로 되돌린 것처럼 더 젊어지고 활력이 넘쳤습니다. 무엇보다 이 병원 저 병원 전전하며 오랫동안 고생해온 질병들이 빠르게 회복되고 있었습니다.

항상 위가 쓰리고 대변에 피나 점액이 섞여 나오는가 하면 간헐적인 복통과 대변이 마려운 느낌이 자주 들고 때로는 대변을 본 후에도 덜 본 것 같은 증상이 오랫동안 지속돼 왔는데, 매일 아침마다 오줌을 마신 후부터는 위궤양, 식도염, 대장염, 변비 증세가 크게 호전되고 있었습니다. 실제로 4개월 정도가 지나자 더 이상 병원에 가거나 약을 복용할 필요가 없었습니다.

  몸이 날아갈 듯이 가벼워졌고 극심한 변비 증세와 치질까지 놀라울 만큼 좋아졌습니다. 제게는 호전반응도 오지 않아 비교적 수월하게 건강을 되찾을 수 있었습니다.

  예전에는 속이 쓰려 커피도 못 마시고 밥도 조금씩 먹어야 했는데, 이제는 기력을 완전히 찾았음은 물론이고 지병처럼 괴롭히던 증상들이 호전되어 무엇이든 마음껏 먹을 수 있게 되었습니다. 이제는 전에 꿈도 못 꿨던 술을 마시기도 한답니다. 이렇게 효과가 탁월한 면역요법을 진작 알지 못한 것이 안타까울 뿐입니다. 앞으로도 더 열심히 실천해서 건강한 생활을 하고자 합니다.

  제가 경험한 사례를 말씀드리면 대부분의 사람들이 놀라워하며 호기심을 갖기도 하지만 오줌에 대한 선입견 때문에 여전히 망설이는 분이 많습니다. 되도록 많은 분들이 약사님의 책을 읽고 면역요법으로 건강을 회복하게 되시기를 바라는 마음 간절합니다.

질병예방 효과 탁월한 면역요법
150개 나라 동료 선교사들에게 권한다.

임창진(여, 아프리카 선교사)

저는 우간다에 주재하는 선교사입니다. 지난 1년간 매월 한번씩 한국을 방문해 초과화물요금을 물면서까지 우간다로 가져온 면역식을 먹고 난 후 건강이 확실히 좋아져서 이 기쁜 소식을 전하고자 합니다.

저처럼 아프리카 오지에서 선교활동을 하는 사람들은 대부분 텐트생활을 해야 합니다.

면역식의 가장 큰 장점은 바로 휴대가 간편하다는 것이지요. 주방도구를 따로 마련할 필요없이 면역식을 복용하는 것만으로 한끼 식사가 간단하게 해결됩니다.

선교활동에 바빠 식사를 거르는 일이 잦은데 저는 면역식 덕분에 아무런 어려움이 없었습니다. 필요한 영양소가 고루 들어 있기 때문에 다른 음식을 보충해야 할 필요도 없었고 속도 아주 편했습니다.

또 음식물을 통해 전염되는 말라리아나 다른 전염성 질병에 걸릴 염려도 없을 뿐 아니라 면역력이 증가돼 말라리아에 걸려도 39~40도까지 오르는 고열 증상없이 쉽게 치료가 되곤 했습니다.

위생상태가 좋지 못한 오지에서 생활해야 하는 선교사들 대부분은 말라리아와 같은 질병을 예방하기 위해 잦은 투약을 하게 됩니다. 이 때문에 면역력이 저하돼 심각한 질병에 시달리는 선교사들이 많은 형편입니다.

따라서 저는 세계 150개국의 동료 선교사들에게도 이 면역식을 적극 권하고 싶습니다. 당장 몸에 병이 없어도 면역식을 복용하는 것으로 열악한 식생활을 개선할 수 있을 뿐 아니라 질병 예방 효과가 탁월하기 때문입니다.

당뇨병, 허리통증, C형 간염 완치

김경미(여, 55세 아마 배트민턴 선수)

저는 가정주부로 비교적 여유 있게 살면서 건강 생활을 잘 해오고 있었습니다. 운동에 소질이 있어서 아마추어로 배드민턴을 매일같이 하고 있었습니다. 그런데 무리를 해서 그런지 2년 전 어느날 몸에 힘이 없고 피곤하여 건강에 이상이 있는 것을 느끼게 되었습니다.

겁이 나서 병원에 가 진찰을 해 보았더니 난데없이 당뇨병에 C형 간염이 있어 건강이 매우 좋지 않다는 것이었습니다. 현대의학에서는 간이 나쁘면 의술이나 약으로도 고칠 수가 없음을 알고 걱정이 태산 같았습니다.

그때 어느 날인가 신문을 보니 코미디언이신 최용순씨가 당뇨병으로 서울의 을지병원에 입원해 있다가 다리를 끊고 사망했다는 기사를 보았습니다. 그 때 약사님의 면역요법을 듣고 면역식으로 좋은 오줌을 만들어 먹기 시작했습니다.

시작한지 얼마 되지 않았는데 신기하게도 피로가 없어지고 몸에서 힘이 나고 얼굴이 좋아 지면서 시합을 3~4게임 연속으로 해도 피곤이 없고 힘이 치솟았습니다.

해외 시합을 가도 다른 선수를 하고는 다르게 원기가 왕성하여 우승도 하고 보니 감독 선생님이나 주위 분들이 "너는 무엇을 먹었길래 그렇게 힘이 세냐."하는 인사를 듣게 되었습니다.

병원에 가서 진찰을 받아 보았더니 혈당이 400까지 올라 갔던 것이 130으로 정상이 되고 눈도 더 밝아졌을 뿐 아니라 C형간염과 함께 모든 병이 깨끗이 나았다는 것 이었습니다.

병이라는 것이 평소 내가 식·생활을 잘 못 한 데서 온다는 것을 알았고, 면역식과 더불어 식·생활을 바로 잡아 이제 내 인생이 건강하고 행복하게 된 것을 고맙게 생각합니다. 정말 면역식을 사는 날 동안 평생토록 먹고 싶은 심정입니다.

약사님의 책을 읽어보시면 해답이 나와있습니다.

간은 부활된다

지방간, 간염, 간경화, 간암 고칠 수 있다.

약사·한약조제사 김광남·백순엽 지음

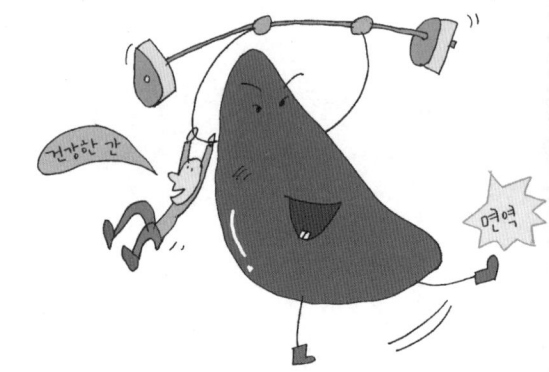

40년 조제 전문약사가 전하는 희망의 메시지!

필자가 30여년 전부터 온갖 비난을 무릅쓰고 줄기차게 주장해오던 '간은 반드시 부활된다'는 주장이 오늘날 최첨단 의학에 의해 검증되고 사실로 확인됐다.
40여년 동안 간장병 환자들을 고쳐주다 보니 하나님이 성원을 보내 주신 모양이다.
간세포는 살아나고 간은 부활된다.
그래서 지방간, 간염, 간경화, 간암을 고칠 수가 있는 것이다.

건강신문사
www.kksm.co.kr